Mehmet Emin Kurt

Obstrüktif Uyku Apne Sendromlu Hastalarda, Obezite-KVH Görülme Sıklığı

Mehmet Emin Kurt

Obstrüktif Uyku Apne Sendromlu Hastalarda, Obezite-KVH Görülme Sıklığı

Uykuda Solunum Durmasının Sebep ve Sonuçları

Türkiye Alim Kitapları

Impressum / Yayınevi adı
Bibliografische Information der Deutschen Nationalbibliothek: Die Deutsche Nationalbibliothek verzeichnet diese Publikation in der Deutschen Nationalbibliografie; detaillierte bibliografische Daten sind im Internet über http://dnb.d-nb.de abrufbar.

Deutsche Nationalbibliothek tarafından yayınlanan bibliyografik bilgiler: Deutsche Nationalbibliothek, bu yayını Deutsche Nationalbibliografie'de listeler; detaylı bibliyografik bilgi İnternet'te http://dnb.d-nb.de sitesinde mevcuttur.

Coverbild / Kitap kapağı resmi: www.ingimage.com

Verlag / Yayıncı:
Türkiye Alim Kitapları
ist ein Imprint der / yayınevinin bir ticari markasıdır
OmniScriptum GmbH & Co. KG
Heinrich-Böcking-Str. 6-8, 66121 Saarbrücken, Deutschland / Almanya
Email / E-posta: info@turkiye-alim-kitaplary.com

Herstellung: siehe letzte Seite /
Basım yeri: son sayfaya bakın
ISBN: 978-3-639-67032-5

Obstrüktif Uyku Apne Sendromu Ön Tanısı İle Başvuran Hastalarda, Obezite Ve Kardiyovasküler Hastalıkların Görülme Sıklığı

Mehmet Emin Kurt

ÖNSÖZ

Son yirmi-otuz yıl içerisinde obstüriktif uyku apne sendromuna (OUAS) ait risk faktörlerinin, fizyopataloji ve komplikasyonlarının daha iyi anlaşılmasıyla, OUAS' ın önemli bir mortalite ve morbidite nedeni olduğu ortaya konulmuştur. OUAS için çeşitli risk faktörleri tarif edilirken, üst solunum yolu genişliğini azaltan veya kollabe olmasını kolaylaştıran faktörler OUAS' a eğilimi arttırmaktadır. Obezite, erkek cinsiyet ve yaş en belirgin risk faktörleri iken, OUAS ve obezitenin beraber veya bağımsız olarak kardiyovasküler hastalıkların nedeni oldukları ortaya konulmuştur. Bu çalışmada amaç; OUAS ön tanılı hastalarda obezite ve kardiyovasküler hastalıkların görülme sıklığını araştırmaktır.

Çalışmamla ilgili olarak birikimlerini benimle paylaşan, Uyku Bozuklukları Merkezi hocam Doç. Dr. Gökhan KIRBAŞ' a ayrıca çalışmamın her aşamasında bilgi ve birikimlerini esirgemeyen, hocam Prof. Dr. Perran TOKSÖZ' e, çok teşekkür ederim.

Eğitimim boyunca yardımlarını esirgemeyen aileme sonsuz minnettarlığımı sunarım.

MEHMET EMİN KURT

İÇİNDEKİLER

TABLO DİZİNİ **Sayfa No**

ŞEKİL DİZİNİ **Sayfa No**

KISALTMALAR

OUAS: Obstrüktif Uyku Apne Sendromu

ÜSY: Üst Solunum Yolu

BKI: Beden Kitle İndeksi

PSG: Polisomnografi

AHİ: Apne/Hipopne indeksi

RDI: Respiratory Disturbance Index

Non–REM: Non–Rapid Eye Movements

REM: Rapid Eye Movements (Hızlı Göz Hareketleri)

EEG: Elektroensefelografi

EMG: Elektromiyografi

EOG: Elektrookulografi

GAUH: Gündüz Aşırı Uyku Hali

CPAP: Continuous positive air pressure

KVH: Kardiyovasküler Hastalıklar

KAH: Koroner Arter Hastalığı

ÖZET

OBSTRÜKTİF UYKU APNE SENDROMU ÖN TANISI İLE BAŞVURAN HASTALARDA, OBEZİTE VE KARDİYOVASKÜLER HASTALIKLARIN GÖRÜLME SIKLIĞI

MEHMET EMİN KURT

Obstrüktif uyku apne sendromu (OUAS); uyku boyunca tekrarlayan üst hava yolu obstrüksiyonu epizotları ve sıklıkla kan oksijen düzeyinin düşmesi ile tanımlanır. Üst solunum yolu genişliğini azaltıp, kollabe olmasını kolaylaştıran faktörler OUAS' a eğilimi arttırmaktadır. Bu faktörlerin; obezite, ileri yaş, erkek cinsiyet, anatomik anomaliler ve uyku sırasında meydana gelen solunum kontrolündeki aksamalar olduğu bildirilmiştir.

OUAS veya obeziteye sahip olmak, birçok kardiyovasküler hastalığı beraberinde getirmektedir. Bu çalışmanın amacı OUAS' lı hastalarda obezite ve kardiyovasküler hastalıkların görülme sıklığını değerlendirmektir.

Bu çalışma Ekim 2004-Ocak 2006 tarihleri arasında Dicle Üniversitesi Eğitim Araştırma Hastanesi Uyku Bozuklukları Merkezine OUAS ön tanısıyla başvurup, OUAS tanısı alan/almayan 254 hasta üzerinde yürütülmüştür. Çalışma tanımlayıcı kesitsel tipte planlanmış, OUAS ön tanısıyla başvuran her hastaya OUAS tanısını koydurmada en önemli tanı yöntemi olan PSG (Polisomnografi) "Altın Standart Tanı Yöntemi" uygulanmış ve OUAS düzeyleri saptanmıştır.

Çalışmada her hastadan kan örnekleri alınarak kardiyovasküler risk faktörlerini belirlemede önemli göstergeler olan kan-lipid değerleri ve kan basıncı ölçümleri yapılmıştır.

Araştırmada, OUAS ön tanılı hastaların 183' ü (% 72.0) PSG ile OUAS tanısı almıştır. Hastaların % 83.1' i erkek, % 16.9' u kadındır. Olguların % 16.9' unun AHI (Apne-Hipopne İndeksi) düzeyi hafif, % 24.8' inin orta, % 30.3' ünün ağır bulunmuştur.

OUAS' lı hastaların çoğunluğu (% 81.9) 30-60 yaş grubundadır. BKI (Beden Kitle İndeksi)' lerine göre değerlendirildiğinde; ağır OUAS' lıların % 81.8' inin obez, % 15.6' sının kilolu, orta düzey OUAS' lıların % 17.8' sinin obez, % 63.5' inin kilolu ve hafif düzey OUAS' lıların % 18.6' sının obez, % 62.8' inin kilolu oldukları saptanmıştır.

Çalışmada OUAS' lı hastalarda görülen kardiyovasküler komplikasyonların görülme sıklığı % 42.6, hipertansiyon ise % 17.5 olarak belirlenmiştir.

OUAS' lıların % 61.2' sinde trıgliserit, % 65.5' inde kolesterol, % 70.2' sinde LDL (Low Density Lipoprotein) düzeyi yüksek bulunmuş, HDL (High Density Lipoprotein) düzeyi ise % 55.7' sinde düşük çıkmıştır.

BKI ile kan-lipid değerleri arasındaki ilişki incelendiğinde; Obezlerin % 78.5' inde trıgliserit düzeyi, % 82.8' inde kolesterol, % 76.4' ünde LDL düzeyi yüksek bulunmuş, HDL düzeyi ise % 70.9' unda düşük çıkmıştır.

OUAS' lı obezlerin % 65.8' i ile kiloluların % 29.1' inde kardiyovasküler komplikasyonlar, OUAS' lı obezlerin % 84.4' ü ile kiloluların % 12.5' inde hipertansiyon saptanmıştır.

Sonuç olarak; OUAS' lı hastalarda obezitenin sıklıkla görüldüğü, OUAS ve obezite birlikteliğinin, kardiyovasküler hastalıkların ve hipertansiyonun görülme riskinin artmasına yol açtığı söylenebilir.

Anahtar Sözcükler: OUAS, obezite, kardiyovasküler hastalık

SUMMARY

THE FREQUENCY OF OBESITY AND CARDIOVASCULAR DISEASES IN PATIENTS WITH EARLY "OBSTRUCTIVE SLEEP APNEA SYNDROME DIAGNOSIS

MEHMET EMİN KURT

Obstructive Sleep Apnea Syndrome (OUAS) is diagnosed with the upper respiractory tract obstruction epizots recurring during sleep and with the frequent decrease in blood oxygen level. The factors contracting the upper respiratory tract and enabling it to shrink, increasy the tendency to OUAS. These factors are noted to be obesity, older age, male gender, anatomic anomaly and the inability to control respiration during sleep.

OUAS or obesity brings out many cardiovascular diseases. The aim of this study is to assess the frequency of obesity and cardiovascular diseases in patients with OUAS.

This study has been conducted on 254 patients who applied to Dicle University Training and Research Hospital Sleep Disorders Centre with early OUAS diagnosis on October 2004-January 2006, and who have been diagnosed with OUAS or not.

This study has been designed in descriptive sectional type, PSG (Polisomnografi) " Gloden Standard Diagnosis Method", the most important diagnosis method to diagnose OUAS, has been applied on each patient consulting with early OUAS diagnosis and their AHI (Apne-Hipopne İndeksi) level has been found out.

In the study, blood-lipid vawes and blood pressure, which are significant indicators to find out cardiovascular risk factors, have been measured by taking blood samples from each patient.

In the research 183 (% 72.0) of the patients with early OUAS diagnosis have been diagnosed as OUAS with polysomnography. % 83.1 of the patients is male, % 16.9 is female. % 16.9 of the incidents has been stated to have low, % 24.8 medium, % 30.8 high AHI level.

Most of the patients with OUAS (% 81.9) are at 30-60 age group. When evalvated according to their BKI, it has been stated that % 81.8 with high OUAS is obese, % 15.6 is overweight, % 17.8 of the ones with medium level of OSAS is obese, % 63.5 is overweight and % 18.6 with low level of OUAS is obese, % 62.8 is overweight.

In the study, the frequency of cardiovascular complications has been cited as % 42.6 and the hypertension as % 17.5 in OUAS patients.

In % 61.2 of the patients with OUAS, trigliserid; in % 65.5, cholesterol; in % 70.2, level of LDL (Low Density Lipoprotein) has been stated high, and in % 55.7, HDL (High Density Lipoprotein) level was low.

When looked into the relation between BKI and blood-lipid valves, in % 78.5 of obese, trigliserid level, in % 82.8, cholesterol, in % 76.4 LDL level has been stated high and in % 70.9, HDL level was low.

In % 65.8 of obeses with OUAS and % 29.1 of the overweight, cardiovascular complications; in % 84.4 of obeses with OUAS and % 12.5 of overweight patients hypertension has been identified.

As a result, it can be inferred that obesity is frequently encountered in patients with OUAS; existence of OUAS and obesity together increases the risk of cardiovascular diseases and hypertension..

Key Words: OSAS, obesity, cardiovascular disease.

1- GİRİŞ

Uyku, organizmanın çevreyle iletişiminin, değişik şiddetli uyaranlarla geri döndürülebilir biçimde, geçici, kısmi ve periyodik olarak kaybolması sürecidir. Bu süreç, vücudun dinlenmesi, hücrelerin tamiri ve yenilenmesi, hafıza fonksiyonlarının düzenlenerek öğrenmenin sağlanması ve yeni bir güne hazırlanma dönemidir. Uykunun normal yaşanması, sağlıklı hayatın vazgeçilmez bir unsurudur.

Kaliteli bir uyku uyumanın insan vücudu ve toplum üzerinde yarattığı etkilerin daha iyi anlaşılması ile birlikte uyuma sürecini olumsuz yönde etkileyen olayları anlama yönündeki çabalar da artmaya başlamıştır (1, 2).

Uyku, hayatımızın üçte birini geçirdiğimiz ve sağlıklı yaşam için vazgeçilmez bir olgu olmasına karşın, uyku fizyolojisi ancak yirminci yüzyılda EEG'nin uygulanmasıyla açıklanabilmiştir.

Uykunun solunum üzerine olan etkileri ise 1965 yılında Gastaut tarafından uygulanan ve günümüzde uyku apne sendromu tanısında "altın standart" olarak kabul edilen PSG tetkikiyle gösterilmiş, uykuda solunum bozukluğuna karşı ilgi artmıştır (3, 4).

1973' te Guilleminault tarafından Uyku Apne Sendromu ayrı bir hastalık olarak tanımlanmıştır (5).

Başlangıçta önemli bir halk sağlığı problemi olmadığı sanılan uyku apne sendromunun % 1- 5 arasında değişen sıklığı ile diabetes mellitus, bronş astması gibi hastalıklardan hiç de az görülmediği saptanmıştır (6).

OUAS, çeşitli toplumlarda % 1-5 oranında görülürken, 40-60 yaş erkek popülasyonda prevalansı %4-8'lere erişmektedir. Buna karşılık kadın popülasyonda bu sıklık tüm yaş gruplarında erkeklere göre daha düşüktür. Ülkemizde prevalansın % 1-2 dolayında olduğu tahmin edilmektedir (7).

Uyku sırasında, sağlıklı bireylerde solunum ve dolaşım sistemi de dahil olmak üzere tüm sistemlerde değişiklikler oluşmaktadır.

Uykuda, solunumun hız ve ritmi, solunum merkezinin kimyasal ve mekanik kontrolü değişmekte, ventilasyon azalmakta ve kan gazlarında değişiklikler olmaktadır. Tüm bunların, uykuda solunum bozukluğu olan hastalardaki yansımaları daha belirgin olmakta ve özellikle OUAS' larda ki bu değişiklikler, hastalığın morbidite ve mortalitesinde artışa sebep olmaktadır (7).

Uykuda solunum bozukluğunun en önemli grubunu "uyku apne sendromu" oluşturmakta ve tüm olguların % 90-95'ini oluşturması nedeniyle uyku apne sendromu denildiğinde pratik olarak OUAS anlaşılmaktadır (8).

OUAS, hasta ve toplum sağlığını, sigara kadar etkileyen bir hastalık olarak bildirilmektedir. Ne yazık ki OUAS sıklıkla gözden kaçmakta, tanı konulamamaktadır (8).

Young ve arkadaşları çalışmalarında, orta-ağır OUAS' lı kadınların % 93'ünün, erkeklerin ise % 82' sinin tanı almadığını bildirmişler, tanıdaki bu yetersizliğin önemli bir sebebini ise yeterli tıbbı desteğin olmamasına bağlamışlardır (5).

OUAS ' ta en belirgin risk faktörleri erkek cinsiyet ve obezitedir. Beden kitle indeksinin (BKI) 30 kg/m2' nin üzerinde olması obezite olarak tanımlanır ki, OUAS' lı olguların % 60-90'ı bu gruptadır. BKI' si 30' un üzerinde olanlarda OUAS riski obez olmayanlara oranla 8-12 kat daha fazladır. Santral obezlerde üst solunum yolu çevresinde yağ birikimi ile direkt olarak hava yolu çapı daralacağı gibi, abdominal yağ birikimi solunum patternini bozarak OUAS ' a eğilimi arttırmaktadır (9, 10).

Bunun yanında obezite, OUAS' a eşlik eden major bir hastalık olarak nitelendirilmekte ve OUAS' lı obez hastalarda CO2 retansiyonunun gelişmesi kilo artımına, solunum yolları enfeksiyonuna, konjestif kalp hastalıklarına neden olmaktadır.

Uykudaki fizyolojik değişiklikler, somatik ve otonom sinir sistemlerini etkileyerek; solunum, kardiyovasküler, gastrointestinal, endokrin, renal, seksüel ve termoregülasyon sistemlerinin fonksiyonlarında bozulmalara neden olmaktadır. Başlıca kardiyovasküler komplikasyonlar; hipertansiyon, koroner arter hastalığı, aritmiler, sağ ve sol kalp yetmezliğidir (11).

OUAS' lı hastalarda kardiyovasküler mortalite-morbidite oranı yüksektir. Apne indeksi 20' nin üzerinde olan hastalarda mortalite oranı daha yüksek bulunmuştur (12).

Bu hastalık, çeşitli sistemler üzerindeki olumsuz etkileri yanında sürekli gün içi uyku haline sebep olması nedeniyle kazalara, iş verimsizliğine ve sosyal sorunlara yol açması nedeniyle de önem taşımaktadır (13).

1970'li yıllardan beri OUAS ' ın sistemik etkileri üzerinde çalışılmaktadır. 1980'li yıllarda OUAS ile sistemik hipertansiyon arasındaki yakın ilişki gösterilmeye başlanmıştır (13).

Obezite, cinsiyet, yaş, artmış alkol kullanımı, sigara alışkanlığı gibi eşlik eden faktörlerin de sistemik hipertansiyonu arttırdığı bilinmekle beraber bu faktörler, OUAS tanısı almış hastalarda artmış kardiyovasküler mortaliteyi açıklamakta yetersiz kalmaktadır (14).

1980'lerde yapılan bir çalışmada sistemik hipertansiyonlularda OUAS prevalansının % 30 oranında olduğu bildirilmiştir. OUAS ' lıların % 30-50' sinde sistemik hipertansiyon saptanmıştır (15).

OUAS ' lılarda görülen sistemik hipertansiyon, BKI ile doğrudan ilişkilidir. Obezite ve OUAS ' ın kendisi, hipertansiyon için risk faktörü oluşturmaktadır.

OUAS ' lı olmayan obezlerde hipertansiyon görülme riski, obez olmayanlara oranla 2.1 kat fazla iken, OUAS ' lı obezlerde bu risk, obez olmayanların 4.3 katı kadardır (16).

Bu çalışma, D.Ü. Tıp Fakültesi Eğitim ve Araştırma Hastanesi Uyku Bozuklukları Merkezi' ne başvuran hastaları obezite ve kardiyovasküler risk faktörleri yönünden değerlendirerek OUAS' lı hastalarda bu hastalıkların görülme sıklığını araştırmak amacıyla planlanıp yürütülmüştür.

2. GENEL BİLGİLER

2.1. OUAS ' IN TARİHÇESİ

OUAS, yeni bir hastalık olmakla beraber uykudaki solunum bozukluklarının tanınması antik çağlara kadar uzanır. Tarih kitapları M. Ö. 360 yılında, Büyük İskender döneminde, Karadeniz Ereğli'sinde yaşayan Dionysius'un, OUAS'ın tüm belirtilerini taşıdığını bildirmektedir. Dionysius'un aşırı derecede şişman olduğu, sık sık uyukladığı ve horladığı hatta apneye girdiği zaman iğne batırılarak uyandırıldığı yazılmaktadır (7).

1816 yılında İngiliz Kraliyet cerrahı olan William Wadd, şişmanlık ile ilgili yayınladığı bir kitapçıkta şişmanlığın bir hastalık olduğuna, kişilerin solunumunu zorlaştırdığına ve uyku bozukluklarına sebep olduğuna, aşırı şişman kişilerin yemek yerken bile uyukladığına ve nabızlarının zayıf olduğuna işaret etmiştir (7).

19. yüzyıl başlarında yaşamış olan Charles Dickens; "The posthumous papers of the Pickwick Club" adlı eserinde hastalığı çok güzel tanımlamıştır. OSAS'ı o dönemde en iyi tarif eden yazar Dickens'tir (4).

O dönemde Samuel Pickwic isimli zengin bir İngiliz, Londra'da "Pickwic" adlı bir klüp kurmuştur. Bir gazetede Dickens'a bu kulüpte olan bitenleri yazması görevini vermiştir. Dickens, kulüpte çalışanları, üyeleri ayrı ayrı bütün özellikleri ile kaleme almış ve bunları yayınlamıştır. Başta Samuel Pickwic olmak üzere klübün üyelerinin tombul, horlayan ve olur olmaz her yerde uyuklayan kişilerden oluştuğu bildirilmiştir. Ancak hastalığa "Pickwick sendromu" adının verilip tıp literatüründe tanınması, tam 120 yıl sonra olmuştur (17-20).

19. yüzyıl sonlarında İngiliz doktorlardan Hill ve Wells, burun tıkanıklığı ve farengeal hastalıklara bağlı solunum problemlerini yazmışlardır. 1919 yılında William Osler yazdığı "Principles and Practice Medicine" isimli kitabında bazı şişman kişilerde horlama ve uyku bozukluğundan söz etmiş ve hastaların çoğunu Pickwic Paper'deki kişilere benzediğini işaret etmiştir (18).

Burwell ve arkadaşları, 1956 yılında, obezite denilen aşırı şişmanlık, gündüz uyuklama hali, uykuda solunum zorluğu, sağ kalp yetmezliği ve solunum yetmezliği ile karakterize bir hastalığı "Picwick sendromu" diye adlandırmışlardır (20).

Burwell'den sonra Pickwick sendromlu hastalarla ilgili yayınların sayısı artmış, aşırı kilo ile solunum zorluğu arasındaki ilişki, çok daha iyi ortaya konmuştur. PSG denilen uyku testlerinin kullanılmaya başlanmasıyla beraber, uykuda apne hastalığında yeni bir sayfa açılmıştır (7).

Uyku bozukluğu hakkındaki en önemli çalışmaların 1957 yılında Chicago Üniversitesi'nden Aseriksky, Kleitman ve Dement tarafından yapıldığı görülmektedir. Uykunun REM ve non-REM periyotları ancak bu araştırmalar sonunda tanınmaya başlanmıştır. 1959 yılında Cole ve Alexander; obesite, hipoventilasyon ve pulmoner hipertansiyon ilİşkisini göstermişlerdir (20) .

Seksene yakın uyku hastalığının birbirinden ayırt edilmesinde ve özellikle OSAS tanısında çok önemli yeri olan PSG, 1965 yılında ilk kez Gestaut ve arkadaşları tarafından uygulanmıştır (7).

OUAS terimi 1973 yılında, Stanford Üniversitesi'nde uyku kliniği kuran, Guilleminault ve arkadaşları tarafından tıp literatürüne girmiştir. 1978 yılında

Tilkian ve arkadaşları (21) OSAS' daki hemodinamik ve ritim bozukluklarını yayınlamışlardır.

1991 yılına gelindiğinde ASDA (American Sleep Disorders Association) "The International Classification of Sleep Disorders " isimli sınıflandırmayı yayınlamıştır (7).

OUAS' ın tedavisinde, 1952 yılında İkematsu palatofarengoplasti tekniğini, 1978 yılında Mata trakeostomiyi, 1981 yılında Fujita uvulopalatofarengoplasti tekniğini tanımlamışlardır (19).

1982 yılında Sulvian, uyku apnesinin tedavisinde nazal–CPAP kullanmaya başlamış ve çok olumlu sonuçlar elde ettiğini bildirmiştir. LASER (light amplification by stimulated emision of radiation)' in tıp alanına kullanıma girmesi ile de OUAS' da palatal ve lingual cerrahide LASER kullanımı ile ilgili teknikler tanımlanmaya başlanmıştır (21-25).

Günümüzde radyofrekansın, gerçekten ağrısız olması ve doğru uygulama yapıldığında komplikasyonlarının sıfıra yakın olması, LASER'den daha uygun bir tedavi yöntemi olarak ortaya çıkmıştır (25).

2. 2. OUAS 'IN TANIMI

Uyku Apne Sendromu; uyku sırasında tekrarlayan üst solunum yolu obstrüksiyonu epizodları ve sıklıkla arteriel oksijen satürasyonunda azalma ile karakterize bir sendromdur. Bu senromdaki apne, uyku sırasında ağız ve burun seviyesinde en az 10 sn süre ile hava akımının kesilmesi ile tarif edilir (26).

Uyku Apne Sendromu, apne tipi yoğunluğuna göre santral ve obstrüktif olarak ikiye ayrılırken, % 90-95 oranında obstrüktif olarak tespit edildiği için bahsedildiğinde ilk akla gelen "OBSTRÜKTİF UYKU APNE SENDROMU " dur. 1997' de ASDA (American Sleep Disorders Association) OUAS tanımını; "Uykuda tekrarlayan üst solunum yolu tıkanmaları ile karekterize ve sıklıkla oksijen satürasyonunda azalmayla birlikte görülen sendrom" olarak yapmışlardır. Uykuda Solunum Bozuklukları denildiğinde değişik klinik tablolar akla gelmektedir (7, 13).

Bunlar;

Basit Horlama,

Üst Solunum Yolu Rezistansı Sendromu,

Obstrüktif Uyku Apne Sendromu,

Santral Uyku Apne Sendromu,

Overlap Sendromu (OUAS +KOAH),

Obezite Hipoventilasyon Sendromu'dur (27).

OUAS prevelansı çeşitli çalışmalarda % 0.3 ile % 15 arasında belirtilmiştir. Sonuçlardaki bu farklılık büyük ölçüde çalışma yöntemleri ve tanı kriterlerinin farklılığından kaynaklanmaktadır (28).

OUAS prevelansı obezitenin daha fazla görüldüğü ABD ve Avustralya gibi ülkelerde, İngiltere gibi obezitenin daha az görüldüğü ülkelere göre daha yüksektir (28, 29).

OUAS' lı hastaların % 12'sini kadınlar oluşturmaktadır. Daha çok postmenapozal dönemdeki kadınlarda görülmektedir (28).

OUAS**' a ilişkin bazı tanımlamalar;**

Apne: Hava akımında oronazal airflowmetre ile saptanan, 10 sn veya daha fazla süreli kesilme olmasıdır (26).

Hipopne: Hava akımında veya torakoabdominal hareketlerde en az 10 saniye süreyle % 30 (% 50) veya daha fazla azalma olması, beraberinde oksijen saturasyonunun % 3 (% 4) veya daha fazla oranda düşmesi veya bu olayın sonunda arousalların görülmesidir.

Arousal: Uyku sırasında mevcut fazdan bir önceki faza veya uyanıklık durumuna geçiş, Non-REM (Non –Rapid Eye Movements) fazında EEG frekansında 3 sn' den uzun süren artış olması, REM (Rapid Eye Movements) fazında ise EMG aktivitesinde azalma ile belirlenir. Arousal oksijen desaturasyonuna yanıt olarak ortaya çıkar, uyanmaya neden olarak uykuyu böler, verimliliği azaltır (26).

Apne 3 tip halinde tanımlanmaktadır (26):

1.Obstrüktif Uyku Apne Sendromu: Uyku sırasında tekrarlayan üst solunum yolu obstrüksiyonu epizodları ile ağız ve burun solunumunun kesilmesine karşılık, abdominal ve torasik eforun devam etmesine obstrüktif uyku apnesi denir.

2.Santral Uyku Apne Sendromu: Uyku sırasında tekrarlayan üst solunum yolu obstrüksiyonu epizodları ile ağız ve burun solunumunun kesilmesine karşılık, abdominal ve torasik eforun kesilmesine Santral Uyku Apne Sendromu denir.

3.Mikst uyku apnesi: Başlangıçta ağız ve burun hava akımının kesilmesi ile birlikte karın ve göğüs solunumunun da kesilmesi şeklinde ortaya çıkıp, sonra hava akımının kesikliğinin devam etmesine karşılık, karın ve göğüs solunum eforunun yeniden başlamasıdır. Yani mikst apne santral apne şeklinde başlar, obstrüktif apne şeklinde devam eder.

Apne İndeksi (Aİ) : Uyku sırasında saatteki apne sayısıdır.

Apne Hipopne İndeksi (AHİ) : Uyku sırasında saatteki apne ve hipopne sayılarının toplamıdır. Ayrıca (AHI) solunum distres indeksi (Respiratory disturbance index =RDI) olarak tanımlanır, AHI=RDI

Solunumsal Arousal İndeksi: Uyku sırasında saatteki arousal sayısıdır.

Obstrüktif uyku apnesi basit horlamadan, ciddi kardiyak ve pulmoner komplikasyonlara kadar uzanan geniş bir semptomlar dizisini kapsayan bir hastalıktır (29- 32).

Uyku esnasında ara sıra meydana gelen obstrüksiyonlar zararsızdır ve normal yetişkin populasyonda oldukça yaygındır. Apne epizotlarının her biri 10 sn' den uzun sürdüğünde ve saatte 7-10 defadan veya gece boyunca 30'dan fazla meydana geldiğinde patolojik olarak kabul edilir (33).

Apne hastalarının bir çoğunda epizotlar 30 sn'den uzun sürmekte ve bu gece boyunca yüzlerce defa meydana gelmektedir (26).

Apneli hastalarda diğer yaygın bir olay havayolunun tam olmayan obstrüksiyonudur. Hava akımının normalin % 30' una indiği ve saturasyonda % 3-4' lük düşmenin meydana geldiği bu gibi durumlar hipopne veya hipnoik epizot olarak adlandırılır (26).

Üst solunum yolu genişliğini azaltan ya da kollabe olmasını kolaylaştıran faktörler OUAS' a eğilimi arttırmaktadır. Üst solunum yollarında obstrüksiyona neden olan risk faktörleri ise şöyle sıralanabilir (33):

1. Genel Faktörler:

Yaş: ileri yaşta üst solunum yollarına kas tonüsü azalır. Ayrıca ileri yaşın vücut yağ dağılımına etkisi de üst solunum yollarında tıkanmaya meyili arttırır (33).

Cinsiyet: 80' li yıllarda yapılan çalışmalarda kadın/erkek oranları 1/7-1/10 gibi değerlerde bulunmuştur. Oysa ki 90'lı yıllarda yapılan çalışmalarda kadınlarda da oldukça yüksek bir sıklık saptanmış ve her yaş grubu için kadın/erkek oranı 1/3 olarak belirtilmiştir (33).

Obezite: Obezite ile apne oluşumu arasındaki ilişki kesindir. Aşırı kilolu kişilerde lateral farengeal duvarda yağ yastıkcık birikimi fazla olmakta, bu da tıkanmaya meyili artırmaktadır. Ayrıca genel obezite, hastaların akciğer kapasitelerini de azaltıp ÜSY nun daha kolay tıkanmasına yardımcı olmaktadır (34). OUAS' lı olguların % 75'inin obez olduğu gösterilmiştir. Hafif ya da orta derecede kilo verme bile uyku apnesinde düzelme sağlamaktadır (35).

Horlama: Horlama, halk arasında obstrüktif uyku solunumu için kullanılan bir terimdir. Normal yetişkinlerin % 45'i en azından ara sıra ve % 25'i devamlı olarak horlar. Horlama, obez kişilerde zayıf olanlara göre 3 kez daha fazla görülür (18).

Horlama hem sosyal, hem de tıbbi bir problemdir. Bazı ailelerde küçük sıkıntılara yol açıp horlayan kişiyi komik duruma düşürebildiği gibi, bazılarında da aile yaşamında ayrılıklara sebep olabilmektedir (36).

Şiddetli horlaması olan kişiler aynı yaş ve ağırlıktaki horlamayan kişilerden daha fazla hipertansif olma eğilimindedir. Bu kişiler felç ve anjina pektoristen daha fazla şikayet etmektedirler (37, 38).

Horlama, obstrüktif uyku apnesi sendromunun en erken ve en çok görülen semptomudur. 30-35 yaş grubu erkeklerin % 20' si, kadınların % 5'i; 60 yaş grubu erkeklerin % 60'ı, kadınların % 40'ı daima horladığı bildirilmektedir (39).

Alkol, ilaçlar ve sigara: Alkol ve sedatif –hipnotik ilaçlar ÜSY nöromuskuler aktivitesini azaltarak ve arousal eşiğini arttırarak OUAS için bir risk teşkil ederler ve /veya OUAS' ı ağırlaştırırlar (33).

Genetik faktörler: Bazı ailelerde OUAS insidansının, ait oldukları toplumdakinden daha yüksek olduğu bildirilmektedir. Ayrıca ÜSY' de yapısal değişikliklerle seyreden ve solunum merkezini etkileyen birçok konjenital ve genetik geçişli hastalıkta uyku bozukluklarının sık görüldüğü belirtilmektedir (40).

2. Anatomik faktörler:

Spesifik Anatomik Lezyonlar: Pek çok ÜSY anomalisi inspiryumda hava yolu negatif basıncın artıp, havayolu rezistansı gelişmesine neden olur. (örn; adenotonsiller hipertrofi, mikro / retrognathia, fasial dismorfizm, vb) (33).

Boyun Çapı: Erkeklerde > 43 cm, kadınlarda > 38 cm boyun çapı varlığı OSAS için risk oluşturur. Bu kişilerin lateral farengeal duvar ve lateral farengeal yağ yastıkcıkları da normalden fazla kalınlaşmıştır.

Baş ve Boyun Pozisyonu: Başın fleksiyon hareketi ÜSY nın kollabsına yardımcı olur. Özellikle hyoid kemiğin pozisyon değiştirmesi ile apne oluşumuna yatkınlık artar.

Nasal Obstrüksiyon: Burun bölgesi ÜSY nın total direncinin % 50 sini oluşturur. Yatar pozisyon, akut / kronik rinit vb, nasal konjesyonu artırıp rezistansta belirgin yükselmeye neden olur. Nasal deviyasyon da en önemli ÜSY rezistan artış nedenidir. Bu tür nedenler doğrudan apne veya hipopneye neden olabilirler (40, 41).

3. Mekanik faktörler:

Hava yolu çapı ve şekli, yatış pozisyonu, üst solunum yolu rezistansı, üst solunum yolu kompliansı, intraluminal basınç, ekstraluminal basınç, torasik kaudal traksiyon, mukozal adeziv etkiler, vasküler faktörler (40).

4. Nöromüsküler faktörler:

Üst solunum yolu dilatör kasları, dilatör kas/diyafragma ilişkisi, üst solunum yolu refleksleri de OUAS' a yol açabilmektedir (33).

5. Santral faktörler:

Hipokapnik apneik eşik, periyodik solunum, arousal ve sitokinler de OUAS' a neden olabilen faktörlerdir (33).

2. 3. OUAS' IN ANATOMİSİ

Üst havayolu; burun, farenks, larenks ve ekstratorasik trakeadan oluşmaktadır. OUAS' ı ilgilendiren en önemli kısmı üstte nazofarenksten başlayıp, altta glottik aralıkta sonlanan farengeal havayolu oluşturmasına rağmen, burnun önemi de gözardı edilemez. Yumuşak damak ve uvulanın normalden uzun olması ve yatış pozisyonunda posteriora kayması OUAS' a yol açar. Yatar pozisyon, akut / kronik rinit vb, nasal konjesyonu artırıp rezistansta belirgin yükselmeye neden olur. Nasal deviyasyon da en önemli ÜSY rezistans artış nedenidir. Bu tür nedenler doğrudan apne veya hipopneye neden olabilirler (41, 42).

Tonsil, adenoid hipertrofisi, obezlerde artmış farengeal doku, makroglossi, nadiren tümör, kist gibi yer işgal eden lezyonlar ve Akromegali, miksödem, mukopolisakkaridozlar gibi ÜSY' nin inflamasyonuda horlama ve OUAS' a yol açarlar. Bunların tedavisi ile normale dönüş söz konusudur (41).

Yumuşak damak, uvula, tonsil ve pilikalar, dil kökü, farengeal kaslar ve mukoza vibrasyonu, horlama ve OUAS' ın kaynağını oluştururlar. Horlama, değişik anatomik seviyelerden kaynaklanabilir. Üst solunum yolu (ÜSY) kaslarındaki tonus azalması sonucu dil posteriora kayarak diğer gevşek dokularla beraber OUAS ve horlamaya yol açabilir. Pek çok ÜSY anomalisi inspiryumda hava yolu negatif basıncın artıp, havayolu rezistansı gelişmesine neden olur (42).

Kısacası üst solunum yollarında obstrüksiyon ve kollapsın gelişiminde 3 önemli faktör vardır (41).

1- Farengeal hava yolunu dilate eden adalelerde aktivite kaybı.

2- İnspirasyon sırasında oluşan negatif basınç.

3- Üst solunum yolları anatomisidir.

2. 4. UYKU FİZYOLOJİSİ

Normal gece uykusu, uyanıklıkla beş uyku dönemi arasındaki periyodik geçişlerden oluşur. Non –REM uykusu, RAS' in (Retiküler aktivatör sistem) kortikal inhibisyonu sonucu ortaya çıkıp Evre 1, Evre 2, Evre 3 ve Evre 4' ü içerirken. REM uykusunun pontin mekanizmalar tarafından kontrol edildiği kabul edilmektedir. Rechtscaffen ve Kales'in standardize ettiği kurallara göre uyku dönemleri şunlardır (43).

Uyanıklık: Uyanıklık durumunu gösterir. Alfa aktivitesi ve /veya düşük voltajlı, karışık frekanslı EEG (Elektroensefelografi) ile karakterizedir.

Evre 1: İlk uyanıklıktan uykuya geçiş dönemidir. % 50< teta dalgaları, % 50> alfa dalgaları ile EEG'de santral bölgelerde asimetrik olabilen verteks "sharp" ları, EOG' de yavaş göz hareketleri, Submental EMG' de yüksek tonus ile karekterizedir.

Evre 2: Kortikal bioelektrik aktivite daha yavaşlamıştır. Kas tonusu azalmaya devam eder. EEG'de bu faza özgü grafiksel elemanlar ortaya çıkar. K kompleksleri yaklaşık yarım saniye süreli, temel aktiviteden daha yüksek amplitüdlü yavaş dalga kompleksleridir. Uyku iğleri, oldukça sinüzoidal yüksek frekanslı kısa süreli biyoelektrik aktivitelerdir. Bunlar K koplekslerinin önünde ve arkasında olabildikleri gibi bağımsız olarak da görülebilir. EEG' nin EOG üzerine yansıması ile EMG' de yüksek tonus mevcuttur.

Evre 3: Kas tonusu daha önceki evrelere göre daha da düşmüştür. EEG'de hakim frekans % 20-50 delta dalgalarına doğru kaymaya başlamıştır. EMG' de bir miktar tonus azalması meydana gelir.

Evre 4: Tabloya delta frekansındaki kortikal faaliyet hakimdir. EOG' de Delta aktivitelerinin yansıması oluşurken Evre 1-2' ye göre daha düşük EMG aktivite meydana gelir (43, 44).

REM Dönemi: Polisomnografide göz küresi kanallarında hızlı göz hareketleri yazdırılır. Diafragma gibi önemli bazı iskelet kasları haricinde kas tonusu pratik olarak 0'a yaklaşmıştır. EEG' de karışık frekanslı dalgalar ile seyrek olarak seyirme tarzında kısa süreli tonus değişiklikleri oluşur. REM dışındaki dönemlerin tümüne Non-REM adı verilir.

Uykunun % 20-30' unu oluşturan REM dönemi, tonik ve fazik değişmelerle karekterizedir. Beyin kan akımı çalışmaları, REM sırasında, kan akımı ve oksijen kullanımının uyanıklılığa benzer tarzda artış gösterdiğine işaret etmektedir. Rüyaların %80' nin REM sırasında görüldüğü bilinmektedir. REM döneminin bilişsel süreçlerin ve özellikle bellek işlevlerinin düzenlenmesini sağladığı düşünülmektedir.

Seçici olarak yavaş dalga uykusu ya da REM dönemi ortadan kaldırıldığında, sonraki gecelerinde önceki gecenin eksikliğini karşılarcasına yoğun REM ya da yavaş dalga uykusu dikkati çekmektedir (44- 46).

REM dönemindeki adele aktivasyon azalması bazı üst solunum yolu kaslarında da görülmekte, sekonder olarak havayolu kollapsı, darlıkları veya tıkanmaları oluşmaktadır (47, 48).

Özellikle genioglossus ve medial pterigoid kasların inaktivasyonuna bağlı olarak mandibulanın retrüzyonu ve dilin prolapsusu oluşabilmektedir. Bu durum kolaylıkla üst solunum yolu obstrüksiyonuna neden olabilir (49, 50).

Uyku periyodu süresi; İlk uykuya dalışla son uyanış arasındaki süredir.

Toplam uyku süresi; Uyku periyodu süresi içinde geçen gece içindeki uyanıklıkların çıkarılması ile elde edilen rakamın dakika cinsinden ifade edilmesidir.

Bir uyku siklusu yaklaşık 90-120 dakika olup, Non-REM uyku dönemleri ve REM uykusundan oluşur. İlk REM, uykunun başlamasından 90-120 dakika sonra görülürken genellikle bir gece boyunca 4-6 siklus gerçekleşir. Gecenin ilk yarısı yavaş dalga uykusu açısından zenginken, ikinci yarısı ise REM dönemleri açısından zengindir (51).

Non-REM döneminde; fizyolojik ölçümler oldukça düzenli ve en az seviyede değişiklikler göstermektedir ve % 75-80 ile tüm uykunun en geniş kısmını oluşturmaktadır (51).

Normal uykuda ventilasyon ölçümlerinin değerlendirilmesinde kan oksijen-karbondioksit seviyelerine verilen cevaplarda farklılık görülmektedir. Non-REM öneminde, kan karbondioksit seviyesine verilen cevapta depresyon vardır. Hem REM hem de Non-REM döneminde hipoksemiye verilen cevap baskılanmıştır. Bununla beraber REM dönemindeki hipoksik uyarılara, Non-REM dönemine göre daha iyi cevap verilmektedir (52).

Apne atakları Non-REM uykusunun 1. ve 2. evrelerinde ve REM uykusunda baskındır, çok ciddi obstrüktif uyku apnesi vakalarında dahi, evre 3-4 uykuda (yavaş dalga uykusu) apne nadiren görülür (52).

Apnelerin sıklığı geceden geceye birçok hastada değişiklik gösterir ve vücut supin pozisyonunda iken, ÜSYE varlığında veya bazı ilaçların ve alkol kullanımında artış gösterir. REM döneminde apneler daha uzundur (53).

Uyku apneli hastalarda her apnenin sonunda görülebilen tekrarlayan "arousal" lar uykuda ciddi bölünmelere sebep olur. Uyku 1. ve 2.evrelerle sınırlıdır ve evre 3-4 uykusu ya yoktur ya da miktarı azalır; REM uykusu da azalır ve kesintiye uğrar (53).

2. 5. UYKUNUN NÖROFİZYOLOJİSİ

Beyin sapına ulaşan belirli şiddetteki uyaranların noradrenerjik nöronlar içeren Locus Coerulus' un uyarılmasıyla başlayan aktivitenin orta beyin ve talamus aracılığıyla korteksi uyararak uyanıklığın oluşumuna katkıda bulunduğu bilinmektedir. Bu genel uyarılmışlık, başta noradrenalin olmak üzere asetilkolin, histamin gibi çeşitli nörotransmitterlerin katkısıyla oluşmaktadır.

Uyku, uyanıklığı oluşturan faktörlerin inhibisyonunun yanında, uykuya başlatıcı iç ve dış faktörlerin de etkisiyle oluşmaktadır. Sirkadien ritm başta olmak üzere nöroendokrin değişmeler, salgılanan peptid yapısında maddelerle uykunun başladığı ve sürdüğü düşünülmektedir (54, 55).

2. 6. ÜST SOLUNUM YOLU OBSTRÜKSİYONU FİZYOPATOLOJİSİ

Uyku apne sendromuna yol açan süreç periferik ve merkezi olarak ayrılabilir. Periferik mekanizmalar üst hava yolu kasları santral mekanizmalar ise solunum merkezidir. Her iki mekanizmanın da üst hava yolu tıkanıklığına yol açmada birlikte etkin olduğu düşünülmüştür.

Uyku apne sendromu üst hava yolunun tekrarlayıcı tıkanmaları ile karakterizedir. Bu tıkanıklığın yeri farenkstir. Bu bölgenin açıklığı çevreleyen kasların (farengial dilatör kaslar) tonüsü ile sağlanır. Çatı olabilecek sert bir yapı (kemik) yoktur. Açıklıkta aşağıdaki çizgili kaslar arası denge devrededir (56, 57).

Farenks çevresi kaslar:

Damak:

- Palatoglossus (the anterior tonsillar pillar): Soluk alıp verirken hareket eder.
- Palatopharyngeus (posterior tonsillar pillar): Damağı aşağı çeker.
- Levator and tensor veli palatini: Yumuşak damağı kaldırır, gerer, ağız solunumunu kolaylar. Solunum sırasında üst solunum yolunu açık tutar. Uykuda bu işlevi azalır.

Oral kavite tabanı:

- Genioglossus: Dili öne alır. Her solukta 1-2 msn önce kasılarak solunum yolunu açar. Uyku evrelerinde ve uyanıklıkta farklı davranır.

- Geniohyoideus: Hyoid kemiği kaldırır. Genioglosus benzeri işlev yapar.

Soluk alındığında üst hava yoluna içten negatif basınç uygulanır. İnspiratuar aktivite arttıkca mm. palatoglossus, palatopharyngeus and levator palatini. kasılarak üst solunum yolunun çökmesini engellerler. Sırt üstü yatılınca yer çekimi çökme lehine davranır, bu durumda palatoglossus ve palatopharyngeus kasları da kasılarak hava yolunun açık kalmasını sağlar (58).

Uykuda anılan kaslar gevşer ve üst hava yolunda direnç artar. Bu kaslar, artan negative basınçla (güçlü inspiryumla), artan CO2 düşen O2 ile ve soğukla daha çok kasılırlar. Birinci ve sonuncu yanıtın otomatik refleks olduğu kanıtlanmıştır.

Uyku apne sendromunda bu dilator kasların yanıtları üst hava yolunu açık tutmaya yetmemektedir. Bu yetersizlikte olguların üst hava yolundaki uyanıkken var olan darlık önemli bir yer tutarken(anatomik darlık) anatomik darlığı olmayan hastalarda da tıkanıklık olduğu görülmüştür.

Yapılan araştırmalarda uyku apne sendromlu olgularda genioglossus aktivitesinde azalma saptanmıştır (59). Yani üst hava yolunda anatomik sorun olmasa da işlevsel olarak (kas işlevleri) üst hava yolunda kapanmaya yönelik eğilim vardır.

Uyku apneli olgularda uyanıkken yüksek olan kas aktiviteleri uykuda aşırı düşer, apne başladığında düşük olan kas aktivitesi arousalla aniden artarak üst solunum yolunu açar. Bu aktivite değişimleri kas aktivitesinin apne oluşumu ve sonlanmasında etkin rol oynadığının kanıtıdır (60).

Üst hava yolu tıkanıklığında solunum merkezinin azalmış yanıtının da etkinliği gösterilmiştir. Bu azalmış yanıt, üst hava yolundaki daralmayı arttırır. Azalmış ventilatuar yanıt primer olabileceği gibi tekrarlayan apnelerin sonucunda da olabilir. Apneler hiperventilasyonlarla sonlanır ve bu hiperventilasyon süreci PaCO2 yi çok düşürür ve solunum dürtüsü azalır (61).

Hem ventilatuar merkez hem de periferik kaslardaki üst hava yolu açıklığını koruyamama uyku apnelerinin temelini oluşturur.

Uyku apne sendromunun seyri: Uyku apne sendromunun gittikce kötüleşen bir hastalık olduğu gösterilmiştir. Bu durum artan kiloya bağlanmış ancak kilo artmasa da hastalığın seyrinin kötüye gittiği saptanmıştır. Bu noktada horlamanın yaptığı vibrasyonun, yerel sinir uçlarını bozarak üst solunum yolu dilator kaslarını gevşettiği savı öne çıkmıştır. Bir diğer sav ise üst hava yolunun sürekli gevşek kalan kaslarının hem sinir uçları hem de kas fiberlerini gittikçe artarak pasifize etmesidir (62).

2. 7. OUAS' IN EPİDEMİYOLOJİSİ

Genel olarak, OUAS ile ilgili çalışmalar üç grupta incelenebilir;

1. Habitüel horlama ve/veya tanıklı apne öyküsüne dayanan ve yalnızca anket verilerini içeren çalışmalar.

2. Araştırmaya dahil edilen gruptan rastgele veya belirlenmiş bir grup hastaya anket verilerine ek olarak nokturnal polisomnografî veya nokturnal solunum monitorizasyonunu yapıldığı çalışmalar.

3. Çalışmaya alınan tüm olgulara PSG veya nokturnal solunum monitorizasyonunun uygulandığı çalışmalar.

Tüm PSG parametrelerinin değerlendirildiği laboratuar çalışmalarında OUAS sıklığının % 0. 7ile % 5. 1 arasında değiştiği belirtilmiştir. İlk yapılan OUAS sıklığı çalışması Lavie tarafından 1502 endüstri işçisine anket uygulanarak yapılmıştır. Seçtiği 300 kişiden 78'ine polisomnografîk çalışma yapmıştır. Aİ > 10 kabul edildiğinde sıklık % 2. 7 olarak bulunmuştur. Ancak bu çalışma özel bir populasyona uygulamış olması nedeniyle topluma genelleme yapılabilecek sağlıklı bir çalışma değildir (39, 41).

ABD' de toplumun yaklaşık 1/3' ü uyku ile ilgili problemlerden yakınmakta olup, en sık tanı konulan uyku bozukluğu ise OUAS' dur. OUAS' nun gerçek sıklığı tam olarak bilinmemekle birlikte, genel olarak tüm toplum içinde % 4 oranında görüldüğü zannedilmektedir. Bu oran kadın nüfusta % 2'ye düşerken, erkek nüfusta % 5-10'a çıkmaktadır (44).

Gerçekten OUAS erkeklerde daha sık görülen bir hastalık olup, OUAS' lı hastaların % 85-90' ı erkektir. Ayrıca OUAS' lı hastaların yaklaşık 2/3' ü şişman olup, OUAS görülme sıklığı yaşla birlikte belirgin olarak artmaktadır (43).

Tüm bunlara ek olarak aşırı yorgunluk, fazla alkol veya uyku ilacı alımını takiben görülen, ara-sıra olan horlama veya sadece sırtüstü yatıldığında ortaya çıkan pozisyonel horlama patolojik kabul edilmemesine rağmen, alışkanlık tarzında yukarıda sayılan etmenlere bağlı olmaksızın devamlı horlayanlarda % 34-60 oranında OUAS görülebileceği bildirilmiştir (63).

Young' ın Wisconsin çalışmasında; AHİ' si 5 ve üstünde olan kadın olguların sıklığı % 9, erkek olguların sıklığı % 24 olduğu halde, anket sonuçlarına göre semptomatik olan bulgular (gündüz aşırı uyku hali, günlük aktiviteleri engelleyen kontrol edilemeyen uyku hali vs.) OUAS kabul edilmiştir. Buna göre kadınlarda OUAS sıklığı % 2, erkeklerde % 4 bulunmuştur (64).

Benzer şekilde 2001'de Hong Kong' tan yayınlanan bir çalışmada AHİ yüksekliği ile beraber semptomu olan olgular OUAS kabul edilmiştir (65). En çok 4 kanaldan kayıt yapan, taşınabilir cihazlarla yapılan saha çalışmalarında OUAS sıklığı % 1-9 arasında değişmektedir.

1995 yılında İngiliz Stradling (66), 80' li yıllardan itibaren yapılan sıklık çalışmalarını toplayıp (büyük sapmalara neden olduğundan, Young' ın 1993' te yaptığı Wisconsin araştırması hariç tutulmuştur) AHİ kriterleri üzerinden değerlendirilmiştir. Buna göre OUAS' nun görülme sıklığının % 1 ile 5 arasında değiştiği kabul edilmiştir.

Ülkemizde OUAS sıklığı üzerine yapılan tek çalışmada; habitüel horlaması olan kişilerde saptanan OUAS sıklığının ülke populasyona uyarlanması sonucu, OUAS prevalansının % 0. 9-1. 9 arasında değiştiği belirtilmektedir (3). Buna göre, ülkemizde bir milyonun üzerinde OUAS' lı hastanın yaşadığı tahmin edilmektedir.

2. 8. OUAS’ IN SONUÇLARI

OUAS’ ın yol açtığı komplikasyonların temelini başlıca iki olay oluşturur;

1) Asfiksi ve kapalı havayoluna karşı inspirasyon yapılmaya çalışılması, (uyku sırasında sık tekrarlayan Müller manevraları),

2) Sık tekrarlayan apne ve arousallara bağlı olarak otonom sinir sisteminin aktivasyonu ve bunun sonucunda kardiak aritmilerden gündüz aşırı uyku hali ve trafik kazalarına kadar değişik komplikasyonların görülmesidir (9).

OUAS’ ın çeşitli sistemler üzerindeki etkileri aşağıdaki şekilde özetlenebilir:

1) Kardiyovasküler sorunlar,

2) Pulmoner sorunlar,

3) Nörolojik sorunlar,

4) Psikiyatrik sorunlar,

5) Endokrin sorunlar,

6) Nefrolojik sorunlar,

7) Hematolojik sorunlar,

8) Sosyoekonomik sorunlar,

9) Mortalite,

10) Diğer sorunlar,

1. Kardiyovasküler Sorunlar:

Sistemik Hipertansiyon

İskemik Kalp Hastalığı

Sol Kalp Yetmezliği

Pulmoner Hipertansiyon, Sağ Kalp Yetmezliği

Kardiyak aritmiler - Ani ölüm

Sistemik Hipertansiyon;

1970'li yılların başında hemodinamik değişikliklerin OUAS' la ilişkisi gösterilmiş, 80' li yıllarda ise OUAS' lılarda oldukça yüksek hipertansiyon prevalansı saptanmıştır. Sonraki yıllarda bu ilişkiden horlama, obesite, cinsiyet, yaş, alkol alımı gibi ortak risk faktörlerinin sorumlu olduğu ileri sürülmüşse de, bu faktörler OUAS' lılardaki artmış kardiyovasküler mortaliteyi açıklamakta yetersiz kalmıştır. Yapılan bir çalışmada, obezlerde hipertansiyon prevalansı 2.1 kat daha fazla iken, OUAS' la birlikte değerlendirildiğinde hipertansiyon prevalansı 4.3 kat daha fazla bulunmuştur (9).

Ursavaş ve arkadaşları OUAS' lı olguların % 30-50' sinde sistemik hipertansiyon saptamış ve ağırlık derecesini OUAS' ın ağırlığı ile ilişkilendirmiştir. İdyopatik hipertansiyon tanısı alanların ise % 22-30' unun OUAS' lı olduğu saptanmıştır (11).

OUAS' lı hastalarda, normal kişilerin aksine sabah kan basıncı değerleri akşam değerlerine kıyasla daha yüksektir. Kan basıncındaki değişiklikler siklik bir patern gösterir ve apneik periyotlarla uyumludur.

Bu hastalar, hastalığın ağırlığına bağlı olarak yalnızca noktürnal hipertansiyon' a sahip olabilir veya hem gece, hem de gündüz - gece hipertansif olabilirler (13).

Lindberg ve arkadaşları, prospektif çalışmalarında; yaşları 30-69 arasında 2668 erkek olguyu; horlama, gündüz uykululuk ve kardiyovasküler komplikasyonlar açısından 10 yıl süreyle izlemişler, habitüel horlaması olanların % 12,5' de ve olmayanların % 7,4' ünde hipertansiyon saptamışlardır (67).

Nieto ve arkadaşlarının yaptığı çalışmada; 6132 olguya evde polisomnografi uygulanmış, OUAS tanısı konulan 2943 olguda % 62,6 hipertansiyon saptanmıştır (68).

Lavie ve arkadaşlarının popülasyon tarama çalışmasında; OUAS şüphesi ile uyku kliniğine refere edilen 2677 olgunun, 1426' sında OUAS saptanmış ve bu olguların % 45,3' nün hipertansiyonlu olduğu belirtilmiştir. OUAS' lı olmayan 1249 olgunun % 22,8'inde hipertansiyon saptanmıştır (69).

Obstrüktif apne sırasında kan basıncı % 20' sine kadar yükselebilir ve apnenin sona ermesi ile birlikte en yüksek değerine ulaşır. Normal kişilerin aksine gece boyunca kan basıncında düşme izlenmez. Sistemik kan basıncı sık tekrarlayan ve derin oksijen desatürasyonu ile karakterize apneik epizodlar sırasında, arousal gelişimi ve solunumun tekrar başlaması aşamasında pik yapar (39).

OUAS varlığı hipertansiyon için bağımsız bir risk faktörüdür.

► OUAS tedavisi ile hipertansiyon' un kaybolduğu veya gerilediği gösterilmiştir.

►Sistemik hipertansiyon' da OUAS' ın araştırılması son derece önemlidir.

►Özellikle semptomları olan hastalarda OUAS ekarte edilmelidir.

İskemik Kalp Hastalığı;

Uyku sırasında apneik epizodlara bağlı hipoksemi, sistemik hipertansiyon ve artmış sempatik aktivitenin kombine etkisinin ateroskleroz gelişimine yol açtığı düşünülmektedir.

REM döneminde, sempatik aktivasyon ve hemodinamideki değişiklikler, trombosit agregasyonunda artış nedeniyle MI, ventriküler aritmiler ve ani kardiak ölümlere sıklıkla rastlanmaktadır.

PSG sırasında daha önce KAH (Koroner Arter Hastalığı) olmayanlarda bile EKG' de iskemik değişiklikler veya anjina tipi semptomlar saptanabilmektedir.

Daha önceden KAH olanlarda ise apneik epizodlar sırasında tablo daha da belirginleşmektedir. Klinik önemi olan OUAS' lıların % 50'sinde koroner arter hastalığına rastlandığı bildirilmiştir. Koroner arter hastalığı ve OUAS birlikteliği olan olguların % 30 kadarında uykunun özellikle REM döneminde miyokardiyal iskemi gelişmektedir (67).

Noktürnal angina nedeniyle uyku laboratuvarına gönderilen hastaların çoğunda OUAS saptanmaktadır. Yapılan bir çalışmada iskemik kalp hastalığı ve OUAS' ı olan 20 hastanın 5' inde PSG sırasında myokardial iskemi geliştiği gösterilmiştir (68).

Peker ve ark. (69) çalışmalarında, 30-69 yaşları arasında hipertansiyon veya başka bir kardiyak hastalığı olmayan, 60'ı OUAS' lı, 122'si normal sağlıklı, toplam 182 orta yaşlı erkek olguyu prospektif olarak 7 yıl izlemişler, OUAS' lı olguların % 36,7' si, OUAS' lı olmayanların ise % 6,6'sında 7 yıl içinde kardiyovasküler bir hastalık ortaya çıkmıştır. OUAS' lı 62 olgudan tedaviyi etkin şekilde kullanamayan 37 olgunun % 56,8' inde kardiyovasküler komplikasyon görülürken, tedaviyi etkin alan 15 olguda komplikasyon oranı % 6,7 olarak saptanmıştır.

Mooe ve ark. (70) Çalışmasında anjiografi ile KAH tespit edilen olgularda polisomniografi ile erkeklerin % 37' sinde, bayanların % 30' unda OUAS saptamışlardır.

Sol Kalp Yetmezliği;

Obstrüktif apne sırasında; kapalı hava yoluna karşı inspirasyon yapılması intratorasik negatif basıncı arttırır. Sağ kalbe dönen venöz kan artar ve sağdaki volüm artışı septumun sola doğru yer değiştirmesine neden olur. Sonuçta sol ventrikülde yeterli dolum engellenmiş olur. Azalmış stroke volüm, apne sırasındaki bradikardi ile birleşince kardiak output % 30-50 azalır, intratorasik negatif basınç artışı nedeniyle kardiak afterload artışı da myokardın oksijen ihtiyacını arttırır.

Myokardın işinin artması sistemik hipertansiyon ile birlikte sonuçta ventriküler hipertrofiye yol açar. Hipoksemi de oksijen ihtiyacı, artan myokardın kontraktilitesini bozarak yetmezliğe gidişi hızlandırır.

Hedner ve ark. (71) sol ventrikül hipertansiyon' nin, normotansif OUAS' lılarda da sağlıklı kontrol grubuna göre daha sık görüldüğünü ve OUAS' ın kalp yetmezliği için hipertansiyondan bağımsız bir risk faktörü olduğunu bildirmişlerdir.

Çocuklar üzerinde yapılan bir çalışmada habitüel horlaması olan 18 çocuğun % 15' inde, OUAS tanısı olan 28 çocuğun % 39' unda sol ventrikül duvar kalınlığı veya kitle indeksinde anormallik saptanmıştır. İki grup karşılaştırıldığında, OUAS' lı grupta sol ventrikül duvar kalınlıkları istatiksel olarak anlamlı düzeyde fazla bulunmuştur (72).

Noda ve ark. (73) yaptıkları bir çalışmada ise 104 OUAS' lı olgunun % 50' sinde sol ventrikül hipertrofisi, % 20' sinde ise sağ ventrikül hipertrofisi saptanmıştır. Düşünülenin aksine sol ventrikül hipertrofisini çok daha fazla olması dikkat çekicidir.

Pulmoner Hipertansiyon - Sağ kalp Yetmezliği;

PAB (Pulmoner arter basıncı) normal kişilerde uyku sırasında çoğunlukla değişiklik göstermez. OUAS' lılarda ise pulmoner hipertansiyon % 10-20 arasında, orta ve ağır OUAS' lılarda % 55'e kadar yükselebilir. PAB' da ki en yüksek değerler hipoksinin en derin olduğu REM döneminde saptanır. PAB' daki siklik değişiklikler sistemik kan basıncı değişiklikleri ile pareleldir.

Sağ kalp yetmezliğine yol açan pulmoner hipertansiyon ancak % 10-15 hastada görülür. Bu vakaların çoğu ağır dereceli OUAS' lı, overlap sendromlu veya obesite-hipoventilasyon sendromlu olgulardır. Hafif dereceli OUAS' lı olgularda kalıcı hipertansiyon görülmez. Hastalarda OUAS tedavisi ile ise pulmoner hipertansiyon ve sağ kalp yetmezliği tablosu gerileyebilir, ancak genellikle tam düzelme sağlanamaz (74).

Kardiyak Aritmiler;

Kalp hızı normalde NREM uykusunda % 5-10 azalır, REM uykusunda ise hafif yükselir. OUAS' lılarda noktürnal aritmiler oldukça sık görülür.

OUAS' lılarda oksijen desatürasyonu ile aritmilerin ilişkisini araştıran çalışmalarda, supraventriküler bradi ve taşiaritmilerin daha çok otonom sinir sistemi aktivasyonuna, ventriküler aritmilerin ise hipoksemiye bağlı olduğu gösterilmiştir (% 50).

Oksijen satürasyonu % 60' ın altına indiğinde ventriküler aritmi sıklığında belirgin artış izlenmektedir (69).

Guilleminault ve ark.nın (75), 400 olguluk geniş serisinde; % 7 sinüzal bradikardi, % 11 sinüzal arrest, % 8 2.derece atrio ventriküler blok saptanmıştır.

En sık saptanan taşiaritmi ise prematür ventriküler vurulardır. Nadiren apneler sırasında ciddi ritim bozuklukları ve ani ölümler görülebilir (69).

2. Pulmoner Sorunlar:

► Overlap Sendromu (OVS)

► Bronşial Hiperreaktivite

Overlap Sendromu;

İlk kez 1985 yılında Flenley tarafından tanımlanmıştır. Overlap Snd. Denildiğinde KOAH+ OUAS birlikteliği anlaşılmaktadır. Aynı zamanda astım, kistik fibrozis, interstisyel pulmoner fibrozis gibi solunum sistemi hastalıkları ile birlikteliğine de Overlap Sndromu denilmektedir. Prevalansı tam olarak bilinmemektedir. KOAH' lı hastalarda mı OUAS' ın, yoksa OUAS' lı hastalarda mı KOAH' ın daha sık görüldüğü konusu hala tartışmalıdır.

Ağır dereceli KOAH olgularında prevalansın daha yüksek olacağı düşünülmektedir. OVS' nun bu derece yüksek oranda görülmesinin muhtemelen, her iki hastalık için bilinen risk faktörlerinin benzer olmasından kaynaklandığı ileri sürülmektedir. Sonuç olarak, her ikisi de hafif dereceli olsa bile KOAH+ OUAS birlikteliğinde noktürnal oksijen desatürasyonunun daha belirgin olması nedeniyle, OVS' nun kötü prognoza işaret ettiği ve klinik olarak hızlı progresyon gösteren KOAH hastalarının muhtemel bir OUAS birlikteliği açısından değerlendirilmesinin gerektiği belirtilmektedir (76) .

Bronşial Hiperreaktivite;

OUAS, noktürnal astım patogenezinde rol oynamaktadır. OUAS +Astım birlikteliği olan olgularda, uyku apnesinin astım ataklarını provake edebileceği bilinmektedir.

Obstrüktif apne, OUAS' lı hastalarda sıklıkla gözlediğimiz; hipoksemi, karotis cisimciklerinin stimülasyonu yoluyla refleks bronkospazma yol açabilir. Mekanik faktörler, astım atakları üst hava yolu kalibresinde belirgin azalma ile ilişkili olup OUAS' lılarda sık görülür. Bu konuda yapılan bir çalışmada OUAS' lıları % 22' sinde BHR saptanmış, ancak OUAS' ın ağırlığı ile BHR derecesi arasında korelasyon saptanmamıştır (71).

3. Nörolojik Sorunlar:

►Serebrovasküler hastalıklar,

►Gündüz aşırı uyku hali,

►Sabah baş ağrıları,

►Noktürnal Epilepsi,

►Huzursuz ve yetersiz uyku,

Serebrovasküler Hastalık;

Normal kişilerde serebral kan akımı ve intrakranial basınç NREM uykusu sırasında azalır ve REM uykusunda artar. OUAS' lılarda hiperkapninin neden olduğu intrakranial basınç artışı, apne ile birliktelik gösterir ve apnenin hemen sonrasında en yüksek düzeye ulaşır.

Gündüz Aşırı Uyku Hali (GAUH);

OUAS' da, sık tekrarlayan apne epizodları, arousallara bağlı uyku bölünmeleri, uykularının büyük bir bölümünü yüzeyel uykuda (NREM 1,2) geçirmeleri, derin uykuya dalamamaları (NREM 3,4) nedeniyle hastalar ertesi gün aşırı uyku ihtiyacı hissederler. Gündüz aşırı uyku hali hafif-ağır dereceli olabilir ve ağırlığı apne periyodlarının sıklığı, süresi ve noktürnal oksijen desatürasyonunun derecesi ile sıkı ilişkilidir.

Bu konuda yapılan bir çalışmada GAUH prevalansı hafif dereceli OUAS' da % 59,6, ağır dereceli OUAS' da % 85,2, kontrol grubunda ise % 14,5 bulunmuştur. Bu sonuçlar GAUH' nin OUAS' ın sık görülen bir sonucu olduğunu desteklemektedir. Guilleminault ve ark ise GAUH yakınması olan

OUAS' lıların hem daha çok uyku bölünmesi, hem de daha çok apneye sahip olduklarını göstermişlerdir (9).

Sabah Baş Ağrısı;

Hipoksemi, hiperkapni, serebral kan akımının bozulması, kan basıncının yükselmesi, uykunun bölünmesi, yetersiz uyku, anormal motor aktivite baş ağrısına neden olabilir. Genellikle frontal veya diffüz baş ağrısından yakınırlar. Baş ağrısının özelliği hastanın uyandığında belirgin olması ve ilerleyen saatlerde azalmasıdır.

Noktürnal Epilepsi;

OUAS' lı hastalarda sık tekrarlayan apne ve arousallar sonucu otonom sinir sistemi aktivasyonunun motor aktivite artışına ve sonuçta noktürnal epilepsiye neden olabileceği ileri sürülmektedir.

Huzursuz ve Yetersiz Uyku;

Hastalar kendilerini hiç uyumamış gibi hissederler. Gece boyunca dönme ve silkinme hareketleri sonucu rahat uyuyamazlar, bazen daha ajite davranışlar da izlenir. Oksijen satürasyonunda düşme ile sıkı ilişkili olarak vücut üst yarısında anormal hareketler görülür. Hastalarda uyurgezerlik, %10 oranında görülmüştür (77,78) .

4. Psikolojik Sorunlar:

Hastalarda bilişsel bozukluk olarak nitelendirilen, karar verme yeteneğinde azalma, hafıza zayıflaması, unutkanlık, kişilik ve davranış değişiklikleri gibi özellikler sıklıkla ağır dereceli OUAS' lılarda görülür. Hastaların %30' unda depresyon saptanmış, ancak buna OUAS' ın mı neden olduğu yoksa var olan tabloyu mu ağırlaştırdığı henüz netleşmemiştir.

Önemli olan OUAS tanısının konmasıdır. Çünkü OUAS' ın tedavisi ile hastanın psikolojik durumu düzelebilir ve daha az depresyona neden olur (7,9).

5. Endokrin Sorunlar:

Libido azalması, Empotans; bu durumun muhtemelen GAUH veya depresyon ile ilişkili olduğu düşünülmektedir. Çok az sayıda çalışmada hipotalamik- pitüiter – testiküler fonksiyon bozukluğuna neden olduğu ve tedavi sonrası düzeldiği bildirilmiştir (13).

6. Nefrolojik Sorunlar:

► Noktüri

► Proteinüri

► Noktürnal enürezis

Noktüri:

Muhtemelen apne epizodları sırasında, tekrarlayan hipoksemi ve plevral basınçtaki büyük negatif dalgalanmalara bağlıdır. Bu sırada sağ atrial duvardaki gerilme sonucu ANP salınımı ve dolayısıyla idrar ve sodyum atılımı artmaktadır. CPAP tedavisi ile ANP düzeylerinin normale döndüğü gösterilmiştir.

Proteinüri:

OUAS' lılar proteinüriye eğilimli hastalardır. Erken renal fonksiyon bozukluğu sonucu geliştiği sanılan proteinürinin mekanizması bilinmemekle beraber OUAS tedavisi ile düzelmektedir. Yapılan bir çalışmada AHİ > 5 olan 50 hastanın 26' sında proteinüri saptanmıştır.

Noktürnal enürezis:

Sıklıkla çocuklarda görülür. Erişkin hastaların % 5' inde saptanmıştır. Libido azalması eşlik eder. ANP artışının major neden olduğu düşünülmektedir (9, 13, 33).

7. Hematolojik Sorunlar:

Sekonder Polisitemi:

Akciğer hastalığı olmayan hastaların % 10' unda görülebileceği ileri sürülmektedir.

Noktürnal hipoksemi sonucunda serum eritropoetin düzeylerinde artış olmaz, ancak normal kişilerde olan gece eritropoetin azalması bu hastalarda olmaz. Vasküler volüm değişiklikleri ile daha yakın ilişkili olduğu sanılmaktadır. Overlap Snd'lu olgularda polisitemi daha erken gelişmektedir (9, 33).

8. Sosyo-Ekonomik Sorunlar:

- ►Trafik ve iş kazaları,
- ►Ekonomik kayıplar,
- ►İş kaybı,
- ►Evlilik sorunları,
- ►Yaşam kalitesinin azalması,

Trafik ve iş kazaları:

Tedavi edilmemiş OUAS' lılar kötü sürücülerdir ve normal popülasyona oranla 2- 7 kat daha fazla trafik kazasına neden oldukları saptanmıştır. Bu nedenle bazı gelişmiş ülkelerde olduğu gibi, en azından ağır vasıta ehliyeti alacak olanların bu hastalık açısından değerlendirilmesi zorunluluğu getirilmelidir.

Aynı şekilde iş kazalarının engellenmesi için OUAS' lıların, yakıcı, ezici, kesici cihazların kullanıldığı dikkat gerektiren işlerde (torna, pres, fırın, döküm vb) çalışmamaları gerektiği vurgulanmalıdır.

Ekonomik kayıplar:

ABD' de Uyku bozukluklarının devlete minimum 15,9 milyar dolara mal olduğu tahmin edilmiştir. İş gücü kaybı konusundaki maliyetlerin ise 150 milyar doları bulacağı tahmin edilmektedir. OUAS' ta, hastaların performansları düşerek iş verimleri azalmaktadır.

Evlilik sorunları:

Bu sorunlar, horlama, aşırı uyku hali, libido azalması gibi nedenlerle ortaya çıkabilir. Bu nedenle boşanmaların sık olduğu bildirilmektedir. Gündüz aşırı uyku hali, depresyon, bilişsel fonksiyon bozukluğu, performans azalması nedeniyle hastaların yaşam kalitesi bozulmaktadır.

9. Mortalite:

Sınırlı sayıda veri olmakla birlikte bu hastalarda yaşam süresinin azaldığı bildirilmiştir. OUAS mortalite ve morbiditenin artmasına yol açmakta, özellikle kardiyovasküler ve serebrovasküler hastalıklar için potansiyel bir risk teşkil etmektedir.

10. Diğer sorunlar:

İşitme kaybı:

Horlamanın neden olduğu gürültü şiddetinin sıklıkla 65db üzerinde olması nedeniyle, bu düzeyde bir gürültüye düzenli olarak maruz kalmanın işitme kayıplarına yol açabileceği ileri sürülmüştür.

Glokom:

İntrakranial basınç artışı intraoküler basınç artışına da neden olarak, bu hastalarda nadir görülen bir tablo olan glokoma yol açabilir. Bu nedenle tedaviye dirençli glokomu olan hastalarda OUAS olasılığı akla gelmelidir (71, 79).

Aşağıdaki şekilde OUAS, obezite ve kardiyovasküler hastalıklar arasında meydana gelen patofizyolojik etkileşimler şematize edilmiştir.

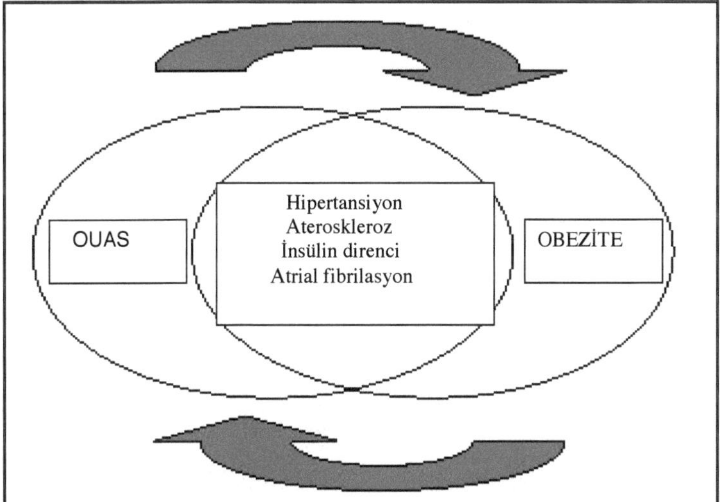

Şekil 1. OUAS, obezite, kardiyovasküler hastalıklar arasında patofizyolojik etkileşimler (12).

2. 9. OUAS' TA TANI YÖNTEMLERİ

OUAS' ta tanı yöntemleri 9 ana başlık altında toplanabilir. Bunlar şu şekilde sıralanabilir;

1. Klinik Tanı

a) Gündüz Belirtileri

b) Gece Belirtileri

2. Polisomnografi (PSG)

3. Ambulatuar Uykuda İnceleme

4. Tüm Gece Oksimetre İle İnceleme

5. Static Charge-Sensitive Bed

6. Multiple Uyku Latensi Testi (MSLT)

7. Radyolojik Tanı

a) Sefalometri b) Bilgisayarlı Tomografi (BT)

c) Manyetik Rezonans(MR) d) Floroskopi e) Akustik Refleksiyon

8. Endoskopik Tanı

9. Yardımcı Tanı yöntemleri

Uykuda solunum bozuklukları klinik tablosuna hakim olan major semptomlar, horlama ve gündüz uykululuk halidir. Gece ve gündüz belirtilerinin bilinmesi hastalığın erken teşhisi açısından büyük önem taşımaktadır (80).

1. Klinik Tanı:

a) Gündüz Belirtileri:

1- Gündüz Aşırı Uykululuk Hali (GAUH) ; Bu belirti hastalığın şiddeti ve hastanın durumuna göre değişkenlik gösterir. Hasta, gece uzun süreli uyumasına rağmen sabah yorgun ve dinlenmemiş olarak uyanır. Gün içinde özellikle inaktif olduğu durumlarda uyuklar. Bu uykular dinlendirirci değildir ve hasta yorgun veya tatmin olmamış olarak uyanır.

2- Sabah baş ağrısı; ağrı belirgin olup gün ilerledikçe hafifler.

3-Unutkanlık, hafıza kusurları, dikkat azlığı; genellikle hastanın önemsemediği belirtilerdendir. Daha ileri dönemde anksiyete, agresyon ve hatta depresyon gibi psikiyatrik bozukluklara yol açabilir.

4- Cinsel fonksiyonlarda azalma; OUAS ve bu hastalığın meydana getirdiği hormonal değişikliklerden ötürü cinsel isteksizlik oluşması, bu hastalığın olası belirtilerindendir.

5- Progresif kilo alımı veya kilo verememe; hastalığın vücutta yağ metabolizması üzerinde yarattığı etkiler ve hormonal değişiklikler sonucu kilo alımı artar. Hastalık ilerledikçe kilonun artışı, kilo artıkça da hastalığın ilerlemesi şeklinde bir döngü oluşur (80).

b) Gece Belirtileri:

1- Horlama; Horlama en başta gelen gece belirtilerindendir. Öyle ki hastayı hekime götüren tek semptom bu olabilir.

2- Noktürnal Poliüri; Çok sık görülen bir semptomdur. Bazen hastalar bu durumu, uyandıkları için tuvalete gittikleri şeklinde yorumlasalar da, gece 2-3 defa idrara çıkma, hastalığın ilerlemiş dönemlerine has belirtisidir.

3- Gece terlemesi; özellikle göğüs ve ensede belirgin olup, hastalığın ileri dönemlerinde yastığı ıslatacak boyutlardadır.

4- Nokturnal Özefageal Reflü; Uykuda negatif intratorasik basıncın artması ve bunun sonucunda mide içeriğinin özafagus içine çekilmesi durumudur. Bunun sonucunda hastalarda ağızda ekşime, retrosternal yanma, seste çatallaşma veya boğazda yanma oluşur.

Bunların yanında; uykuda sayıklama, kabus görme, anormal hareketler, idrar kaçırma, epilepsi nöbetleri de seyrek görülebilen gece belirtilerindendir (80).

2. Poliosomnografi (PSG):

Polisomnografi OUAS için "altın standart" tanı yöntemidir. Uykuda ortaya çıkan hastalıkların tam teşhisi PSG tetkiki ile koyulur. PSG birçok fizyolojik parametrenin uyku laboratuarında, gece uyku sırasında simultane olarak kaydedilmesi işlemidir.

OUAS' da karakteristik PSG bulguları aşağıdaki şekilde sıralanır ki, bu da PSG ' nin neden 'Altın Standart' tanı yöntemi olarak adlandırıldığını ortaya koyabilir (4, 6, 80, 81).

►Yüzeyel uykuda (NREM evre 1,2) artma, derin uyku (NREM evre 3,4) ve REM periyodunda azalma,

►Sık tekrarlayan apneler ve hipopneler,

►Sık tekrarlayan oksijen desatürasyonu epizodları,

►REM uykusu apnelerin sıklığını, süresini, oksijen satürasyonunun derecesini ve süresini arttırır,

►Apne sırasında paradoksal göğüs ve karın haraketleri görülmesi tipiktir,

►Apne sırasında kalp hızı genellikle yavaşlar ve postapneik dönemde hızlanır, aritmiler görülebilir,

►Solunum sesi kaydında sık tekrarlayan apne epizodları ile kesilen düzensiz, gürültülü horlama duyulur (13, 51).

Tüm bunların yanı sıra ASDA' nın belirlemiş olduğu, PSG sonucu tesbit edilen AHI ile hastalık dereceleri şu şekilde sıralanabilir;

AHİ	OUAS Derecesi
5<	Normal
5-15	Hafif
16-30	Orta
>30	Ağır

3. Ambulatuar Uykuda İnceleme:

Multikanal bir kaydedici ile hastanın uyku ve solunum parametrelerinin evinde bir kaset veya diskete kaydedilmesidir. Elektrotlar laboratuarda uyku teknisyenlerince takılır. Kaydedici hastanın gövdesine takılı veya başucunda duracak şekilde olur. Tüm gece kaydedilen data, ertesi gün uyku merkezinde analiz edilir. Ancak bu tanı yöntemi laboratuar şartlarında yapılmadığı için gece boyunca vücut hareketleri nedeniyle yer değiştiren sensörler nedeniyle değerli veri sağlanamamaktadır. Bu tanı tekniği, daha çok laboratuar şartlarını tolere edemeyen insomni hastalarında, CPAP titrasyonu yapılmış hastaların takibinde söz konusu edilir (80).

4. Tüm Gece Oksimetre İle İnceleme:

Arterial oksijen saturasyonunun tüm gece boyunca parmak veya kulak oksimetresi ile monitorizasyonudur. Bu tetkik yöntemi, klinik verilerin ileri derecede OUAS' ı destekleyen, kardiyo-pulmoner hastalığa sahip ve tedavide CPAP düşünülen hastalarda PSG tetkikinin yerini alabilir (81).

5. Static Charge-Sensitive Bed: Sadece vücut hareketleri, solunum hareketleri ve kalp hareketlerinin birbiriyle olan ilişkilerine dayanılarak uyku fazları ve anormal solunum olaylarının sayı ve türü analiz edilebilir (81).

6. Multiple Uyku Latensi Testi (MSLT):

Gündüz uykululuk halinin varlığını tespit etmek ve objektif olarak ölçebilmek amacıyla kullanılır. Uyku laboratuarında hastaya uyandıktan 2 saat sonra başlamak üzere, sadece EOG, EEG, ve çene EMG si takılı olmak üzere 20dakikalık seanslar halinde 5 kez tekrarlanarak yapılır. Kısaca Hastanın uyandıktan sonra bile uykuya dalış süresi hesaplanır ki 5 kez alınan ortalama uykuya dalma süresi 7 dk. altında olduğu durumlarda objektif GAU halinden, 5 dk. nın altında olduğu durumda ise ileri derece GAU halinden söz edilir (82, 83).

7. Radyolojik Tanı:

Üst solunum yollarının durumunun tespitinde önemlidir.

a) Sefalometri; Standardize lateral baş-boyun grafisi ile kemik ve yumuşak dokuların incelenmesidir.

b) Bilgisayarlı Tomografi; Üst solunum yolu boyutları, kesitsel alanları ve komşu dokular hakkında ayrıntılı bilgiler sağlar.

c) Manyetik Rezonans; Yumuşak damak ve preepiglotik alandaki yağ birikimi hakkında bilgi sahibi olmamızı sağlar.

d) Floroskopi; ÜSY' nin dinamik incelenmesini sağlar.

e) Akustik Refleksiyon; ÜSY' ye gönderilen ses dalgaları sayesinde ÜSY alanının hesaplanması işlemidir (84-86).

8. Endoskopik Tanı:

Nasofarengolarengoskopi ile OUAS' lı olgularda hava yolu değişiklikleri ve kollaps seviyesi, derecesi saptanır (87, 88).

9. Yardımcı Tanı Yöntemleri:

OUAS' lı olgularda kesin tanı koydurmasalar da, tanıyı desteklemeleri, komplikasyonları saptamaları ve ayırıcı tanıdaki yararları nedeniyle bir çok yardımcı tetkike ihtiyaç duyulabilir.

OUAS ve Santral Uyku Apne Sendromlarına ait tanı kriterleri şu şekilde sıralanabilir;

OSAS:

A. Hastanın gündüz uykululuk veya insomni yakınması vardır. Nadiren hasta yakınmasız olup, bu klinik bulgular yakınları tarafından bildirilir.

B. Uyku sırasında nefes durması episodları vardır.

C. Horlama, sabah baş ağrısı, ağız kuruluğu, çocuklarda uykuda göğüs retraksiyonu,

D. PSG bulguları şunlardır;

1- Bir saatlik uykuda 10 sn. den uzun nefes durma sayısı 5 veya daha fazla olup buna;

a) Apnelere bağlı sık uyanıklık reaksiyonları

b) Braditaşikardi

c) Apneler bağlı olarak arterial oksijen saturasyonunda düşme eşlik eder.

2- MSLT' de ortalama uykuya dalma süresi 10 dakikadan az olabilir veya olmayabilir.

E. semptomlar diğer hastalıklara bağlı olarak ortaya çıkabilir (büyük tonsiller).

F. Diğer uyku bozuklukları eşlik edebilir (uykuda periyodik bacak hareketleri veya narkolepsi)

OSAS tanısı için A, B, C kriterlerinin aynı anda bulunması gerekir (83).

Santral Uyku Apne Sendromu (SSAS):

A. Hastanın gündüz uykululuk veya insomni yakınması vardır. Nadiren hasta yakınmasız olup, bu klinik bulgular yakınları tarafından bildirilir.

B. hastada sık olarak solunumda tamamen kesilme episodları vardır.

C. Şu bulgulardan en az biri eşlik eder:

a) Uykuda boğulma, tıkanma veya hırıltı hissi.

b) Sık vücut hareketleri.

c) Uykuda siyanoz.

D. PSG bulguları şunlardır:

1- Bir saatlik uykuda 10 sn. den uzun nefes durma sayısı 5 veya daha fazla olup buna;

a) Apnelere bağlı sık uyanıklık reaksiyonları,

b) Braditaşikardi,

c) Apneler bağlı olarak arterial oksijen saturasyonunda düşme eşlik eder.

2- MSLT' de ortalama uykuya dalma süresi 10 dakikadan az olabilir veya olmayabilir.

E. Diğer uyku bozuklukları eşlik edebilir (uykuda periyodik bacak hareketleri veya OUAS veya santral hipoventilasyon sendromu).

Santral Uyku Apne Sendromu için en az A, B, D kriterlerinin aynı anda birlikte bulunması gerekmektedir (83).

2. 10. OUAS' TA TEDAVİ YÖNTEMLERİ

OUAS' ta tedavi yöntemleri 5 ana başlık altında toplanabilir.

Bunlar:

1. Genel Önlemler (Hazırlayıcı faktörlerin ortadan kaldırılması),

2. Medikal tedavi,

3. CPAP/BİPAP tedavisi,

4. Ağız içi araç tedavisi,

5. Cerrahi tedavi,

1. Genel Önlemler:

OUAS' lı hastaya tedavi yaklaşımı PSG bulgularına göre yapılır. Ancak AHI kaç olursa olsun genel önlemler tüm hastalar için uygulanmalıdır.

a) Kilo verme; Obezite, OUAS gelişiminde rol oynayan major risk faktörlerinden biridir. Kilo vermek için uygulanan diyetler OUAS hastalarında belirgin düzelmeler sağlamaktadır.

b) Uykuda yatış pozisyonu; Uyku sırasında daha çok supin pozisyonda apneler lateral pozisyona oranla artmaktadır. Hastanın pijamasına yastık parçası, kum torbası, tensi topu fiske etmek, tedaviye olumlu etki sağlamaktadır.

c) Alkol, hipnotik ilaçlar ve sigaranın bırakılması; OUAS' lı kişilerinalkol kullanımı ile apne şiddeti ve süresinde artış olmaktadır. Alkol kullanımının kesilmesiyle bu olumsuz etki ortadan kalkar. Bu nedenle OUAS' lı kişİlerin alkol kullanmaları engellenmelidir.

OUAS' lı kişilerin narkotik ve benzodiazepin gibi sedatif ajanları ve barbituratların kullanması da OUAS tablosu için olumsuz etki yaptığından, bu ilaçlardan kaçınılmalıdır.

Sigara içimi ile OUAS gelişimi arasında yakın bir ilişki bulunmaktadır. Sığara, Farengeal mukozada irritasyona yol açarak inflamasyon ve konjesyona neden olur. OUAS gelişiminde kolaylaştırıcı bir faktör olarak sigaranın kesilmesi gerekmektedir (89, 90).

d) **Eşlik eden tıbbi sorunların tedavisi:** OUAS ile birlikte görülen ve semptomların şiddetini arttıran bu hastalıkların tedavisi mutlaka yapılmalıdır. Örneğin, hipotiroidizmi olan OUAS' lı hastalarda hormon tedavisi ile hastalığın şiddeti azaldığı, bazı çalışmalarda ise tamamen düzeldiği bildirilmiştir (95).

2. Medikal Tedavi:

CPAP, cerrahi tedavi ve ağız içi araçlar ile tedavi edilemeyen hastalar, çeşitli ilaç tedavileri ile tedavi edilmeye başlanmıştır (90).

3. CPAP/BİPAP/APAP Tedavisi:

A-CPAP (Continuous Positive Airway Pressure) **:**

İlk kez 1981' de Sullivan ve ark. tarafından geliştirilen CPAP, OUAS için birinci seçenek tedavi yöntemidir. Belli bir basınçla oda havasını hastaya nazal yada oral yoldan vererek üst hava yolundaki kollapsa eğilimli bölgeleri açık tutarak OUAS ataklarının önüne geçilmesini sağlamaktadır.

CPAP öncelikle AHI>15 olan orta-ağır OUAS' lılar da endikedir. AHI 5-15 olanlarda, eşlik eden semptomların ağırlığı veya kardiyovasküler risk faktörleri varsa, uygulanır. AHI<5 olanlarda ise endikasyonu yoktur. Ayrıca, nazal obstrüksiyon (rinit, polip, septal deviasyon, tümör, travma...), hipertrofik tonsil–adenoid vejetasyon, maksillofasiyal anomaliler (mikrognati, makrognati...) gibi durumlarda CPAP tedavisi etkin değildir.

CPAP tedavisindeki olguların; taşıt kullanırken, mesleğini uygularken ve daha birçok aktivitede performansı artar, hafıza, dikkat, plan yapma yeteneği gibi bilişsel fonksiyonları düzelir. Sabah baş ağrıları ve yorgunluk hissi kaybolur. Kısacası, OUAS ' ın tüm komplikasyonların da düzelmeler sağlanır (43, 90-92).

B- APAP (Otomatik titrasyonlu CPAP) tedavisi:

Bu sistemde sabit bir basınç yoktur. Basınç zaman zaman apne oluşumunu engellemek için yükselir. Bu aletle gerekmediği sürece düşük basınç uygulandığı için yüksek basıncı tolere edemeyenlerde uyumun arttığı gösterilmiştir (90).

C- BPAP (Bilevel Positive Airway Pressure) tedavisi:

Sürekli sabit basınç yerine ekspiryumda inspiryuma göre daha düşük basınç vererek hastanın daha iyi tolere etmesini sağlamak ve kompliansı artırmaktır. CPAP' ı tolere edemeyen hastalarda, OUAS' la beraber, KOAH veya obezite-hipoventilasyon sendromu bulunuyorsa ki, bu olguların çoğunda kronik hiperkapni söz konusudur, BPAP' la tedaviden daha iyi sonuç alınır (91, 92).

4. Ağız İçi Araç Tedavisi:

A- Mandibular advancement appliance: Bu ağız içi araçlar, alt çeneyi öne alarak farenks hacminin genişletilmesini sağlayan aygıtlardır.

B- Tongue Retainers: Dilin uyku sırasında ağız dışına doğru pasif olarak hareket etmesini sağlayan ağız içi araçlardır.

C- Soft Palate Lifters: Ağız içi aygıtlara, tel uzantılar ve akrilik yastıkçıklar eklenerek, yumuşak damağın desteklenmesini sağlarlar (33, 43, 77, 93).

5. Cerrahi Tedavi:

Günümüzde kabul edilen çeşitli cerrahi yöntemlerde bulunmaktadır (78).

3. GEREÇ VE YÖNTEM

3. 1. Araştırma Bölgesi ;

Bu çalışma Ekim 2004-Ocak 2006 tarihleri arasında Dicle Üniversitesi Eğitim Araştırma Hastanesi Uyku Bozuklukları Merkezine OUAS ön tanısıyla başvurup, OUAS tanısı alan/almayan 254 hasta üzerinde yürütülmüştür.

Çalışma Tanımlayıcı Kesitsel tipte planlanmıştır.

3. 2. Veri Toplama Teknikleri ;

Bu çalışma da Uyku Bozuklukları Merkezine OUAS ön tanısıyla başvuran her hastaya OUAS tanısını koydurmada en önemli tanı yöntemi olan PSG uygulanmış, PSG sonrası alınan AHI değerlerinin obstrüktif tipte olması hastaların OUAS tanısı almalarını sağlamıştır. Uygulanan PSG cihazı ise Compumedics' in 32-64 kanallı polisomnografi E-Serisi EEG/PSG cihazıdır.

Her hastanın çeşitli sosyodemografik bilgileri alınmış, boy ve ağırlıkları ölçülerek BKI değerleri hesaplanmıştır. BKI' nin; 18.5-24.9 kg/m2 arasında olması "normal kilolu" olarak değerlendirilirken, 25.0-29.9 kg/m2 arasında olması "fazla kilolu", 30.0 kg/m2 ve üstünde olması "Obez" olarak tanımlanmıştır (94).

Çalışmada her hastadan kan örnekleri alınarak kardiyovasküler risk faktörlerini belirlemede önemli göstergeler olan kan Kolesterol, Trigliserit, HDL (High Density Lipoprotein), LDL (Low Density Lipoprotein), VLDL (Very Low Density Lipoprotein) düzeylerine bakılmıştır (95-97).

Bakılan kan-lipit göstergelerinin sınır değerleri;

Kolesterol

0-200 Normal, 200-239 Yüksek, 240-800 Çok yüksek

Trigliserit

0-200 Normal, 200-499 Yüksek, 500-1500 Çok yüksek

VLDL

0-39.99 Normal, 40-300 Yüksek

LDL

0-129 Normal, 130-159 Yüksek, 160-500 Çok yüksek

HDL

0-39.99 Düşük, 40-100 Normal

Bu tetkikler, Üniversitemiz biyokimya laboratuarında Japon Toshiba firmasının Amerikan Abbott firmasına yaptırmış olduğu "Aeroset" cihazı ve orijinal Abbot kitleri yardımı ile enzimatik yöntemlerle yapılmıştır.

Ayrıca hastalar kardiyovasküler hastalık tanısı ve hipertansiyon tanısı alıp/almamaları yönünden sınıflandırılmış. Kardiyovasküler hastalık tanısı için; uyku bozuklukları merkezinde OUAS ön tanısı ile gelen her hasta için ülkemizde ki uyku merkezlerinde kullanılan ASDA' nın yayınlamış olduğu uyku anket formu yaptırılarak, hastaların herhangi bir KVH tanısına sahip olup olmadıkları elde edilmiş, hipertansiyon tanısı için ise Amerika Birleşik Ulusal Komitesinin 7. raporunda ifade edilen 140/90 mm Hg ' nin üzerinde kan basıncı dikkate alınmıştır (98).

3. 3. Bağımlı Değişkenler ;

Bu çalışmada OUAS bağımlı değişken olarak ele alınmıştır.

3. 4. Bağımsız Değişkenler ;

Obezite, yaş, cinsiyet, medeni durum bağımsız değişken olarak ele alınmıştır.

3. 5. Araştırmanın Kısıtlılıkları ;

Çalışma klinik tabanlı bir çalışma olduğundan topluma yansıtılamazken, çalışma sonuçları varolan çalışmalar ışığında önemlilik göstermektedir. Çalışmada başvuran OUAS ön tanılı hasta oranının erkek lehine artış göstermesi, hastalığın kadınlarda görülme sıklığını net bir biçimde ortaya koymamızı etkilemektedir. Uyku bozuklukları merkezinin, il-ilçe ve çevre illerdeki halkımız ve klinik hekimleri tarafından bilinmeyen bir merkez olmasından ötürü 15 aylık uzun periyotlu süreyi kapsayan örnek hacmi 254' te sınırlanmıştır.

3. 6. Verilerin Değerlendirilmesi ;

Tüm veriler SPSS 13.0 programı ile analiz edilmiştir. Sosyodemografik bilgiler ve AHI-BKI tabloları için ayrı ayrı frekans tabloları oluşturulmuş, kesikli değişkenler için yüzdeler hesaplanmıştır. Çapraz tablolar için chi-square testi yapılmış, "p" değerleri gösterilerek anlamlı olup olmadıkları tartışılmıştır. Bazı tablolara "yates düzeltmeli chi-square testi" uygulanmıştır.

4. BULGULAR

Araştırma kapsamına alınan OUAS ön tanılı 254 hastanın sosyodemografik bilgileri ile AHI, BKI, hipertansiyon ve kardiyovasküler tanı sonuçları değerlendirilerek tablolar halinde gösterilmiştir.

Tablo 4. 1.' de araştırma kapsamına alınan hastalara ait sosyodemografik özellikler gösterilmiştir.

Bu verilere göre yaş gruplarına bakıldığında; çalışmaya alınan hastaların % 21.3' ü 30-39, % 34.6' sı 40-49, % 22' si ise 50-59 yaş grubunda bulunmaktadır.

Hastaların % 76.4' ü erkek, % 23.6' sı kadındır. Hastaların medeni halleri incelendiğinde % 93.3' ünün evli, % 6.7' sinin bekar olduğu saptanmıştır.

OUAS ön tanısı ile başvuran hastaların % 50.4' ünün lise, % 15' inin yüksekokul mezunu olduğu, % 15' inin ise hiçbir eğitim görmemiş oldukları belirlenmiştir.

Hastaların % 30.3' ü memur , % 22' si ev hanımı, % 16.5' i esnaf, % 11.4' ü işçi, % 8.3' ü akademisyendir. Ayrıca hastaların sosyal güvence durumları incelendiğinde; % 47.2' si resmi, % 32.7' sinin SSK' lı ve % 9.1' inin ise emekli sandığına bağlı oldukları saptanmıştır.

Hastaların büyük çoğunluğu (% 61) D.Bakır ili ve ilçelerinden gelmişlerdir. Hastaların OSAS ön tanısıyla gönderilmiş oldukları kliniklere göre dağılımı ise; % 63.4' ü göğüs, % 27.6' sı KBB, % 5.9' u ise endokrin kliniği şeklindedir.

Tablo 4. 1. Araştırma Kapsamına Alınan Hastaların Sosyodemografik özellikleri

		SAYI	%
YAŞ GRUPLARI	10-19 YAŞ	8	3.1
	20-29 YAŞ	23	9.1
	30-39 YAŞ	54	21.3
	40-49 YAŞ	88	34.6
	50-59 YAŞ	56	22.0
	60 ve üzeri yaş	25	9.8
	TOPLAM	**254**	**100.0**
CİNSİYET	ERKEK	194	76.4
	KADIN	60	23.6
	TOPLAM	**254**	**100.0**
MEDENİ HALLERİ	EVLİ	237	93.3
	BEKAR	17	6.7
	TOPLAM	**254**	**100.0**
EĞİTİM DÜZEYLERİ	OKULA GİTMEMİŞ	38	15.0
	İLKOKUL	22	8.7
	ORTAOKUL	28	11.0
	LİSE	128	50.4
	YÜKSEKOKUL	38	15.0
	TOPLAM	**254**	**100.0**
MESLEK DURUMLARI	MEMUR	77	30.3
	İŞÇİ	29	11.4
	ESNAF	42	16.5
	AKADEMİSYEN	21	8.3
	EMEKLİ	18	7.1
	EV HANIMI	56	2.0
	ÖĞRENCİ	11	4.3
	TOPLAM	**254**	**100.0**

SOSYAL GÜVENCE DURUMLARI	RESMİ	120	47.2
	SSK	83	32.7
	Y.KART	21	8.3
	BAĞKUR	3	1.2
	ÜCRETLİ	4	1.6
	EMEKLİ S.	23	9.1
	TOPLAM	**254**	**100.0**
GELDİKLERİ İLLER	D.BAKIR	155	61.0
	BATMAN	38	15.0
	BİTLİS	5	2.0
	ELAZIĞ	7	2.8
	MALATYA	8	3.1
	ADIYAMAN	1	0.4
	MARDİN	24	9.4
	SİİRT	10	3.9
	URFA	6	2.4
	TOPLAM	**254**	**100.0**
GELDİKLERİ KLİNİKLER	GÖĞÜS	161	63.4
	KBB	70	27.6
	DİŞ	8	3.1
	ENDOKRİN	15	5.9
	TOPLAM	**254**	**100.0**

Tablo 4. 2.' de araştırma kapsamına alınan hastaların OUAS düzeyleri yönünden değerlendirilmeleri gösterilmiştir.

Hastaların 77' si ağır, 63' ü orta, 43' ü ise hafif OUAS düzeylerine sahiptir.

Tablo 4. 2. Araştırma Kapsamına Alınan Hastaların OUAS Düzeyleri Yönünden İncelenmesi.

		SAYI	%
OUAS DÜZEYLERİ	NORMAL (YOK)	71	28,0
	HAFİF	43	16,9
	ORTA	63	24,8
	AĞIR	77	30,3
	TOPLAM	**254**	**100,0**

Tablo 4. 3.' te araştırma kapsamına alınan hastaların, yaş gruplarına göre OUAS düzeyleri gösterilmiştir.

OUAS tanısı almış 183 hastanın % 16.9' u 30-39, % 37.7' si 40-49 , % 26.2' si 50-59 ve % 12.6' sıda 60 ve üzeri yaş grubunda bulunmaktadır.

OUAS tanısı alma durumu 30-60 yaş arasında artış gösterirken, 60 yaş ve üzerinde ise OUAS tanısı azalmaktadır. Hastaların OUAS tanıları ile yaş grupları arasında istatistiksel olarak anlamlı bir ilişki olduğu saptanmıştır (p<0.001).

Tablo 4. 3. Araştırma Kapsamına Alınan hastaların Yaş Gruplarına Göre OUAS Tanılarının İncelenmesi.

		OUAS TANISI				TOPLAM
		ALMAYAN		ALAN		SAYI
YAS GRUPLARI		SAYI	%	SAYI	%	
	10-19 Yaş	7	9.9	1	0.5	8
	20-29 Yaş	12	16.9	11	6.0	23
	30-39 Yaş	23	32.4	31	16.9	54
	40-49 Yaş	19	26.8	69	37.7	88
	50-59 Yaş	8	11.3	48	26.2	56
	60ve üzeri yaş	2	2.8	23	12.6	25
	TOPLAM	**71**	**100.0**	**183**	**100.0**	**254** **P<0.001**

Şekil 2' de OUAS tanısı ile yaş grupları arasındaki ilişki gösterilmiştir. Bu yüzde dağılımları ancak hastane kaynaklı çalışmalarda kullanılabilirken, toplum bazlı prevelanslar hakkında azda olsa bize bilgi verebilmektedir.

Şekil 2. OUAS Tanısı ile Yaş Grupları Arasındaki İlişki.

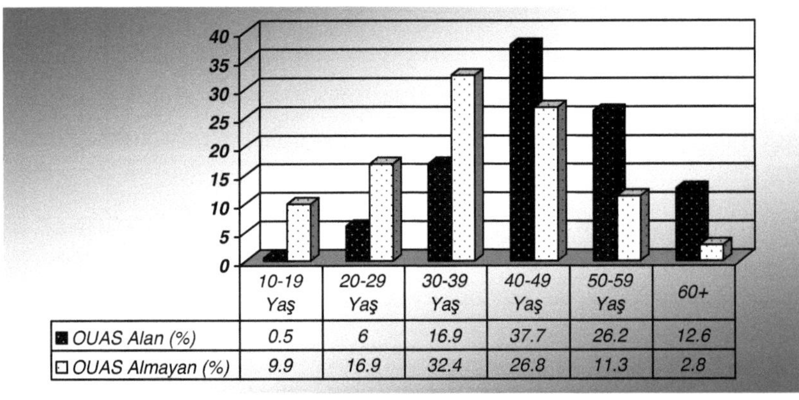

	10-19 Yaş	20-29 Yaş	30-39 Yaş	40-49 Yaş	50-59 Yaş	60+
OUAS Alan (%)	0.5	6	16.9	37.7	26.2	12.6
OUAS Almayan (%)	9.9	16.9	32.4	26.8	11.3	2.8

Tablo 4. 4.' de araştırma kapsamına alınan hastaların, OUAS tanılarına göre sosyodemografik bilgileri gösterilmiştir.

OUAS tanılı hastaların % 83.1' i erkek, % 16.9' u kadın olup, % 96.7' sinin evli oldukları saptanmıştır.

Bu hastaların % 53' ü lise, % 16.4' ü yüksekokul mezunudur.

OUAS tanısı almış hastaların % 35.1' i memur, % 21.2' si esnaf, % 18.8' i ev hanımıdır. Sosyal güvence durumları açısından çoğunluğunun (% 53.9) resmi, % 37.1' inin SSK' lı, oldukları belirlenmiştir.

OUAS tanısının, erkek cinsiyetinde daha çok görüldüğü, evli olan çiftlerde bu hastalık durumunun daha çok ön plana çıktığı, fiziksel aktivitenin azaldığı meslek gruplarında bu hastalığın daha çok görüldüğüne dair istatistiksel olarak anlamlı bir ilişki saptanmıştır ($p<0.001$).

OUAS tanılı hastaların % 64.5' i Göğüs, % 29' u KBB, % 4.4' ü Endokrin kliniğinden OUAS ön tanısı ile gönderilmiştir.

OUAS tanıları ile hastaların eğitim düzeyleri, sosyal güvence durumları ve gönderildikleri klinikler bakımından istatistiksel olarak anlamlı bir ilişki saptanmamıştır ($p>0.05$).

Tablo 4. 4. Araştırma Kapsamına Alınan Hastaların OUAS Tanılarına Göre Sosyodemografik Özelliklerinin İncelenmesi

		OUAS TANISI				TOPLAM
		ALMAYAN		ALAN		SAYI
CİNSİYET	ERKEK	42	59.2	152	83.1	194
	KADIN	29	40.8	31	16.9	60
	TOPLAM	**71**	**100.0**	**183**	**100.0**	**254 P<0.001**
MEDENİ DURUMLARI	EVLİ	60	84.5	177	96.7	237
	BEKAR	11	15.5	6	3.3	17
	TOPLAM	**71**	**100.0**	**183**	**100.0**	**254 P<0.001**
MESLEK	MEMUR	19	26.7	58	35.1	77
	İŞÇİ	9	12.6	20	12.1	29
	ESNAF	7	9.8	35	21.2	42
	AKADEMİSYEN	5	7.1	16	9.7	21
	EV HANIMI	25	35.2	31	18.8	56
	ÖĞRENCİ	6	8.7	5	3.1	11
	TOPLAM	**71**	**100.0**	**165**	**100.0**	**254 P<0.001**
EĞİTİM DÜZEYLERİ	OKULA GİTMEMİŞ	17	23.9	21	11.5	38
	İLKOKUL	9	12.7	13	7.1	22
	ORTAOKUL	6	8.5	22	12.0	28
	LİSE	31	43.7	97	53.0	128
	YÜKSEKOKUL	8	11.3	30	16.4	38
	TOPLAM	**71**	**100.0**	**183**	**100.0**	**254 P>0.05**
SOSYAL GÜVENCE DURUMLARI	RESMİ	37	52.1	83	53.9	120
	SSK	26	36.6	57	37.1	83
	Y.KART	7	11.3	14	9.0	21
	TOPLAM	**70**	**100,0**	**154**	**100.0**	**254 P>0.05**

GELDİKLERİ KLİNİKLER	GÖĞÜS	43	60.6	118	64.5	161
	KBB	17	23.9	53	29.0	70
	DİŞ	4	5.6	4	2.2	8
	ENDOKRİN	7	9.9	8	4.4	15
	TOPLAM	**71**	**100.0**	**183**	**100.0**	**254 P>0.05**

Tablo 4. 5.' de araştırma kapsamına alınan hastaların OUAS ile BKI düzeyleri arasındaki ilişki gösterilmiştir. Ağır derecede OUAS tanısı almış 77 hastanın % 81.8' i obez, % 15.6' sı kilolu, % 2.6' sı ise normal ağırlıklıdır. Orta derecede OUAS tanısı almış 63 hastanın % 27' si obez, % 63.5' i kilolu, % 9.5' i ise normal ağırlıklıdır. Hafif derecede OUAS tanısı almış hastaların sadece % 18.6' sı obez tanısı almıştır. OUAS tanısı almamış 71 hastanın sadece % 7' si obezdir. Hastaların OUAS düzeyleri ile BKI düzeyleri arasında istatistiksel olarak anlamlı bir ilişki olduğu saptanmıştır ($p<0.001$).

Tablo 4. 5. Araştırma Kapsamına Alınan Hastaların OUAS -BKI Düzeyleri Arasındaki İlişkinin İncelenmesİ.

		OUAS DÜZEYLERİ								
		NORMAL		HAFİF		ORTA		AĞIR		TOPLAM
		Sayı	%	Sayı	%	Sayı	%	Sayı	%	
BKI DÜZEYLERİ	**NORMAL**	41	57.7	8	18.6	6	9.5	2	2.6	**57**
	KİLOLU	25	35.2	27	62.8	40	63.5	12	15.6	**104**
	OBEZ	5	7.0	8	18.6	17	27.0	63	81.8	**93**
	TOPLAM	**71**	**100.0**	**43**	**100.0**	**63**	**100.0**	**77**	**100.0**	**254**
										P<0.001

Şekil 3' de OUAS tanısı ile BKI arasındaki ilişki gösterilmiştir.

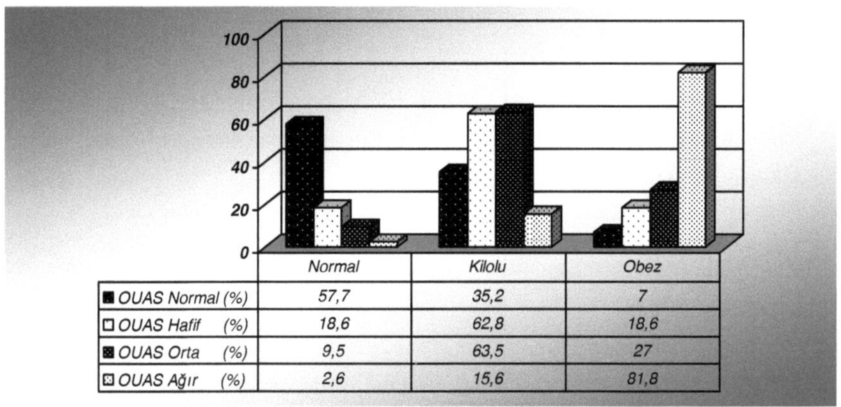

Şekil 3. OUAS ile BKI Arasındaki İlişki.

Tablo 4. 6.' da araştırma kapsamına alınan hastaların OUAS düzeyleri ile Kardiyovasküler hastalık tanısı alma durumları arasındaki ilişki gösterilmiştir. Ağır düzeyde OUAS tanısı almış 77 hastanın % 72.3' ü, orta düzeyde OUAS tanısı almış 63 hastanın % 20.8' i, hafif derecede OUAS tanısı almış 43 hastanın % 9,3' ü kardiyovasküler hastalık tanısı almıştır. Hastaların OUAS düzeylerindeki artış ile kardiyovasküler hastalık tanısı alma durumları arasında istatistiksel olarak anlamlı bir ilişkinin olduğu saptanmıştır ($p<0.001$).

Tablo 4. 6. Araştırma Kapsamına Alınan Hastaların OUAS ve KVH Tanılarının İncelenmesi

		OUAS DÜZEYLERİ						
		HAFİF		ORTA		AĞIR		
KVH		Sayı	%	Sayı	%	Sayı	%	Toplam
	ALAN	4	9.3	13	20.8	61	72.3	**78**
	ALMAYAN	39	90.7	50	79.2	16	27.7	**105**
	Toplam	**43**	**100.0**	**63**	**100.0**	**77**	**100.0**	**183**
								P<0.001

Şekil 4' de OUAS tanısı ile kardiyovasküler hastalık tanısı ilişkisi gösterilmiştir.

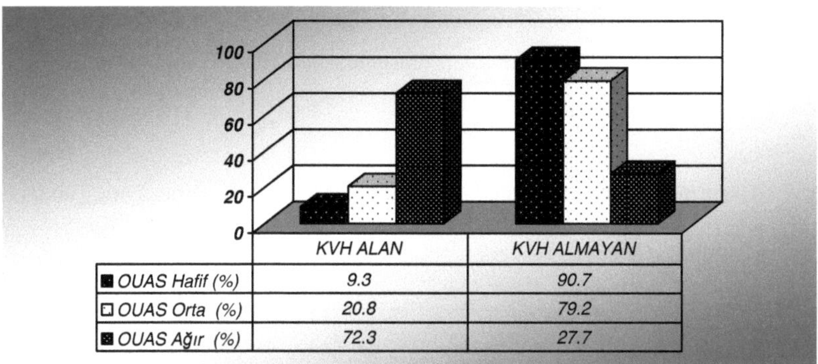

Şekil 4. OUAS Tanısı ile Kardiyovasküler Hastalık Tanısı Arasındaki ilişki.

Tablo 4. 7.' de araştırma kapsamına alınan hastaların OUAS düzeyleri ile hipertansiyon tanısı alma durumları arasındaki ilişki gösterilmiştir. Ağır düzey OUAS tanısı almış 77 hastanın % 40.3' ü ile orta düzey OUAS tanısı almış 63 hastanın % 1.6' sında hipertansiyon saptanmıştır. Hastaların OUAS düzeylerindeki artış ile hipertansiyon tanısı alma durumları arasında, istatistiksel olarak anlamlı bir ilişkinin olduğu saptanmıştır (p<0.001).

Tablo 4. 7. Araştırma Kapsamına Alınan Hastaların OUAS ve Hipertansiyon Tanılarının İncelenmesi

		OUAS DÜZEYLERİ				
		ORTA		AĞIR		
HİPERTANSİYON		Sayı	%	Sayı	%	TOPLAM
	ALAN	1	1.6	31	40.3	**32**
	ALMAYAN	62	98.4	46	59.7	**108**
	TOPLAM	**63**	**100.0**	77	**100.0**	**140**
						P<0.001

yates düzeltmeli ki-kare testi uygulandı p<0.001

Şekil 5' de OUAS tanısı ile hipertansiyon ilişkisi gösterilmiştir.

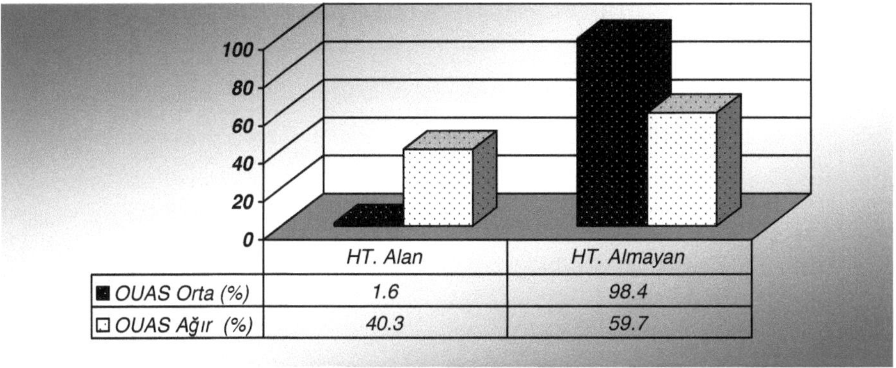

Şekil 5. OUAS Tanısı ile Hipertansiyon Arasındaki ilişki.

Tablo 4. 8.' de araştırma kapsamına alınan hastaların OUAS tanıları ile Kan-Lipid değerleri arasındaki ilişki gösterilmiştir.

OUAS tanılı hastaların % 61.7' sinde Trıglıserit düzeyi, % 65.6' sında kolesterol düzeyi yüksek bulunmuştur.

Hastaların LDL ve HDL düzeylerine bakıldığında; OUAS tanılı hastaların % 61.2' sinde LDL düzeyi yüksek, % 55.7' sinde ise HDL düzeyi düşük bulunmuştur.

Hastaların OUAS tanıları ile Kardiyovasküler risk faktörlerinden olan Trıgliserit, Kolesterol, HDL, LDL ve VLDL düzeyleri arasında istatistiksel olarak anlamlı bir ilişki olduğu saptanmıştır ($p<0.001$).

Tablo 4. 8. Araştırma Kapsamına Alınan Hastaların OUAS tanıları ile Kan Lipid-Kolesterol Değerleri Arasındaki İlişki

		OUAS TANISI				TOPLAM
		ALMAYAN		ALAN		
		SAYI	%	SAYI	%	
TRIGLISERID DÜZEYİ	NORMAL	60	84.5	70	38.3	130
	YÜKSEK	11	15.5	113	61.7	124
	TOPLAM	**71**	**100.0**	**183**	**100.0**	**254 P<0.001**
KOLESTEROL DÜZEYİ	NORMAL	52	73.3	63	34.4	115
	YÜKSEK	19	26.7	120	65.6	139
	TOPLAM	**71**	**100.0**	**183**	**100.0**	**254 P<0.001**
LDL DÜZEYİ	NORMAL	59	83.1	71	38.8	130
	YÜKSEK	12	16.9	112	61.2	124
	TOPLAM	**71**	**100.0**	**183**	**100.0**	**254 P<0.001**
VLDL DÜZEYİ	NORMAL	61	85.9	74	40.4	135
	YÜKSEK	10	14.1	109	59.6	119
	TOPLAM	**71**	**100.0**	**183**	**100.0**	**254 P<0.001**
HDL DÜZEYİ	NORMAL	53	74.6	81	44.3	134
	DÜŞÜK **(RİSKLİ)**	18	25.4	102	55.7	120
	TOPLAM	**71**	**100.0**	**183**	**100.0**	**254 P<0.001**
yates düzeltmeli ki-kare testi uygulandı p<0.001						

Tablo 4. 9.' da araştırma kapsamına alınan hastaların BKI düzeyleri ile kardiyovasküler hastalık tanısı arasındaki ilişki gösterilmiştir. Buna göre obez hastaların % 55.9' u, kilolu hastaların % 16.8' i kardiyovasküler hastalık tanısı almıştır. Hastaların BKI düzeyleri ile kardiyovasküler hastalık tanısı alma durumları arasında istatistiksel olarak anlamlı bir ilişki olduğu saptanmıştır (p<0.001).

Tablo 4. 9. Araştırma Kapsamına Alınan Hastaların BKI Düzeyleri ile KVH Tanısı Arasındaki İlişki.

		BKI DÜZEYLERİ				
		KİLOLU		OBEZ		
		Sayı	%	Sayı	%	**TOPLAM**
KARDİYOVASKÜLER HASTALIK TANISI	ALAN	27	16.8	52	55.9	**79**
	ALMAYAN	134	83.2	41	44.1	**175**
	TOPLAM	**161**	**100.0**	**93**	**100.0**	**254**
						P<0.001
yates düzeltmeli ki-kare testi uygulandı p<0.001						

Şekil 6.' da hastaların BKI ile KVH tanısı alma durumları gösterilmiştir.

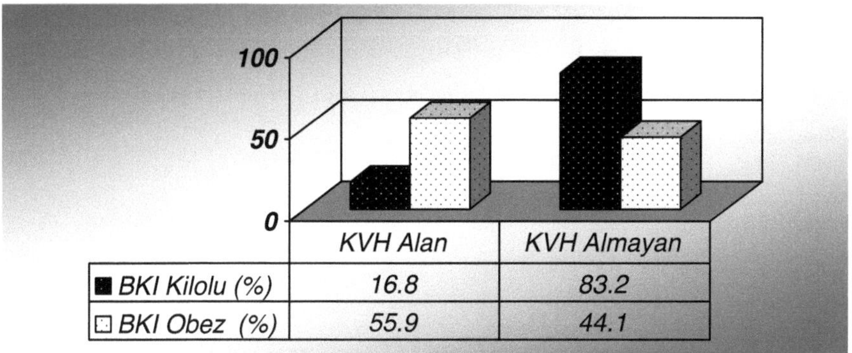

Şekil 6. BKI ile Kardiyovasküler Hastalık Tanıları Arasındaki İlişki

Tablo 4. 10.' da araştırma kapsamına alınan hastaların BKI düzeyleri ile hipertansiyon tanıları arasındaki ilişki gösterilmiştir. Buna göre obez hastaların % 29.1' i, kilolu hastaların % 3.1' i hipertansiyon tanısı almışlardır. Hastaların BKI düzeyleri ile hipertansiyon tanısı alma durumları arasında istatistiksel olarak anlamlı bir ilişki olduğu saptanmıştır (p<0.001).

Tablo 4. 10. Araştırma Kapsamına Alınan Hastaların BKI Düzeyleri ile Kardiyovasküler Tanıları Arasındaki İlişki

		BKI DÜZEYLERİ				
		KİLOLU		OBEZ		
		Sayı	%	Sayı	%	TOPLAM
HİPERTANSİYON TANISI	**ALAN**	**5**	**3.1**	**27**	**29.1**	**32**
	ALMAYAN	**156**	**96.9**	**66**	**70.9**	**222**
	TOPLAM	**161**	**100.0**	**93**	**100.0**	**254**
						P<0.001
yates düzeltmeli ki-kare testi uygulandı p<0.001						

Şekil 7' de hastaların BKI ile Hipertansiyon tanısı alma durumları gösterilmiştir.

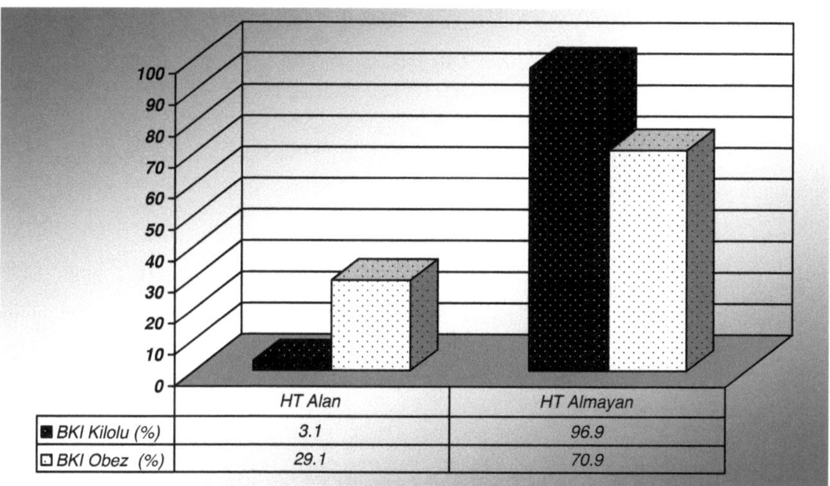

Şekil 7. BKI ile Hipertansiyon Arasındaki İlişki

Tablo 4. 11.' de araştırma kapsamına alınan hastaların KVH tanısı alma durumları ile kardiyovasküler risk faktörlerinden olan kan-lipid düzeyleri arasındaki ilişki gösterilmiştir.

KVH tanılı hastaların % 44.3' ünde kolesterol düzeyi çok yüksek, % 51.9' unda yüksek bulunmuştur.

Hastaların % 93.7' sinde Triglıserit yüksek bulunurken, % 91.2' sinde LDL düzeyi yüksek çıkmıştır. HDL düzeyi ise hastaların % 75.9' unda düşük bulunmuştur.

Hastaların KVH tanısı alma durumları ile kardiyovasküler risk faktörlerinden olan Trıgliserit, Kolesterol, HDL, LDL ve VLDL düzeyleri arasında istatistiksel olarak anlamlı bir ilişki olduğu saptanmıştır ($p<0.001$).

Tablo 4. 11. Araştırma Kapsamına Alınan Hastaların KVH Tanısı ile Kan-Lipid Değerleri Arasındaki İlişkinin İncelenmesi.

		KVH TANISI				
		ALAN		ALMAYAN		**TOPLAM**
		SAYI	%	SAYI	%	
KOLESTEROL	NORMAL	3	3.8	112	64.0	**115**
	YÜKSEK	76	96.2	63	36.0	**139**
	TOPLAM	**79**	**100.0**	**175**	**100.0**	**254 P<0.001**
TRIGLISERİT	NORMAL	4	5.1	126	72.0	**130**
	YÜKSEK	75	94.9	49	28.0	**124**
	TOPLAM	**79**	**100.0**	**175**	**100.0**	**254 P<0.001**
LDL	NORMAL	7	8.9	123	70.3	**130**
	YÜKSEK	72	91.1	52	29.7	**124**
	TOPLAM	**79**	**100.0**	**175**	**100.0**	**254 P<0.001**
VLDL	NORMAL	6	7.6	129	73.7	**135**
	YÜKSEK	73	92.4	46	26.3	**119**
	TOPLAM	**79**	**100.0**	**175**	**100.0**	**254 P<0.001**
HDL	NORMAL	19	24.1	115	65.7	**134**
	DÜŞÜK (**RİSKLİ**)	60	75.9	60	34.3	**120**
	TOPLAM	**79**	**100.0**	**175**	**100.0**	**254 P<0.001**
yates düzeltmeli ki-kare testi uygulandı p<0.001						

Tablo 4. 12.' de araştırma kapsamına alınan hastaların OUAS-BKI düzeylerine göre kardiyovasküler hastalık tanıları ile hipertansiyon tanıları değerlendirildiğinde; kardiyovasküler hastalık tanısı almış 79 hastadan 51' i ağır düzey OUAS' lı obez iken, 1' i orta düzey OUAS' lı obezdir. Hipertansiyon tanısı almış 32 hastanın 27' si ağır düzey OUAS' lı obez iken, 3' ü ise ağır düzey OUAS' lı fazla kilolu hastalardır.

Tablo 4. 12. Hastaların OUAS Şiddeti ve BKI' ye Göre Kardiyovasküler Komplikasyonlarının Dağılımı

		OUAS=NORMAL			**OUAS=HAFİF**			**OUAS=ORTA**			**OUAS=AĞIR**			
		BKI <26	BKI 26-30	BKI >30	BKI <26	BKI 26-30	BKI >30	BKI <26	BKI 26-30	BKI >30	BKI <26	BKI 26-30	BKI >30	**Toplam**
KVH	**Sayı**	0	1	0	0	4	0	2	10	1	1	9	51	79
HT	**Sayı**	0	0	0	0	0	0	0	1	0	1	3	27	32

HT: Hipertansiyon, **KVH:** Kardiyovasküler Hastalık

5- TARTIŞMA

OUAS, uyku sırasında tekrarlayan üst solunum yolu obstrüksiyonu epizotları ve sıklıkla arteriyel oksijen satürasyonunda azalma ile tanımlanan bir sendromdur (99). Son 20-30 yıl içinde hastalığa yönelik risk faktörleri, fizyopatoloji, ve komplikasyonlarının daha iyi anlaşılmasıyla bu hastalığın önemli bir mortalite ve morbidite nedeni olduğu ortaya konulmuştur (100).

Yapılan epidemiyolojik çalışmalarda OUAS' ın görülme sıklığı çeşitli toplumlarda % 1-5 arasında verilmektedir. Ülkemizdeki veriler sağlıklı olmamakla beraber yapılan bir çalışmada % 0.9 ile 1.9 arası bir sıklık bildirilmektedir (7). Bir diğer çalışmada da OSAS' ın ülkemizde görülme sıklığı % 1-3 arasında ifade edilmektedir (101).

Araştırma kapsamına alınan OUAS ön tanılı hastaların sosyodemografik özelliklerine bakıldığında (Tablo 4. 1.); OUAS ön tanılı hastaların % 21.3' ünün 30-39, % 34.6' sının 40-49, % 22' sinin 50-59 yaş grubunda bulunduğu, % 76.4' ünün erkek ve büyük çoğunluğunun (% 93.3) evli oldukları görülmektedir. Başvuranların %50.4' ü lise, %15.0' ı yüksek öğrenimlidir. Meslekleri bakımından % 30.3' ü memur, , % 16.5' i esnaf, % 11.4' ü işçi şeklinde dağılım göstermektedir. Çoğunluğunun herhangi bir sosyal güvencesi bulunmaktadır. Gönderildikleri klinikler açısından ilk sırada % 63.4 ile göğüs hastalıkları ve % 27.6 ile KBB klinikleri yer almaktadır.

Tablo 4. 2.' de OUAS ön tanısı ile kliniğe başvuranların % 72' sinin OUAS tanısı aldıkları gösterilmiş, hastaların % 16.9' unun OUAS düzeyi normal, % 24.8' inin orta derecede, % 30.3' ünün ağır düzeyde bulunmuştur.

Lavie ve ark.(102) 2677 OUAS şüpheli olgunun % 53.3' ünde OUAS saptarken, Nieto ve ark.(103) 6132 OUAS şüpheli olgunun % 40.6' sında OUAS saptamışlardır. OUAS' lı hasta oranının bu denli yüksek çıkmasının nedeni, araştırmanın yürütüldüğü uyku bozuklukları merkezinin Doğu ve Güneydoğu Anadolu bölgesinde tek uyku merkezi olması ve OUAS ön tanılı tüm hastaların bu kliniğe yönlendirilmiş olması neden olarak gösterilebilir.

Araştırma kapsamına alınan hastaların OUAS tanısı alma durumları ile yaş grupları arasındaki ilişkiye bakıldığında (Tablo 4. 3.); 30-60 yaş grubu arasında OUAS tanısı alma oranı % 80.8 olup 60 yaş ve üzeri hastalarda hastalık prevelansının azaldığı görülmektedir.

ABD' de 30-65 yaş grubunda 12 milyon kişinin OUAS' lı olduğu ve bunların % 25' inin orta ve ağır dereceli hastalığa sahip oldukları tahmin edilip, OUAS' ın en sık 30-65 yaş grubunda görüldüğü ve 65 yaşından sonra prevalansın azaldığı bildirilmiştir (11,99). İleri yaşlarda üst solunum yollarının kas tonüsünün azaldığı ve **ileri yaşın** vücut yağ dağılımına etkisi yüzünden üst solunum yollarındaki tıkanmaların artma eğiliminde olduğu ifade edilmektedir (101).

OUAS tanısı alan hastaların yaş gruplarına bakıldığında (Tablo 4. 3.); literatür verileriyle uyumlu olarak çalışmada, ileri yaş gruplarında OUAS prevelansının arttığı ve 60 yaş üstü prevelansının ise azaldığı tespit edilmiştir.

Tablo 4. 4.' te OUAS tanısı alan hastaların sosyodemografik özellikleri gösterilmiş ve OUAS ön tanısı ile başvuranlardan OUAS' lı kadın oranı % 16.9, erkek oranı ise % 83.1 olup, yaklaşık olarak E/K oranı 5/1 şeklinde bulunmuştur.

OUAS için önemli risk faktörlerinden biride erkek cinsiyet faktörü olup, epidemiyolojik çalışmalarda E/K oranının 10/1-7/1 şeklinde bulunmuş, erkeklerdeki OUAS prevalansının kadınlara kıyasla 2-9 kat daha fazla olduğu ifade edilmiştir

(11,104). Ancak son yıllarda yapılan çalışmalarda cinsiyet farkının bu kadar büyük olmadığı bildirilmiştir.

Nieto ve ark.(68) 6132 kişi üzerinde yaptıkları tarama çalışmasında OUAS tanısı konulan olguların % 37' sinin kadın olduğu bildirilmiştir.

OUAS tanısı almış hastaların büyük çoğunluğunun erkek olması literatür verileriyle uyumlu olmanın yanında çalışmadaki OUAS' lı kadın sayısının azlığı; kliniğe başvuran kadın sayısının azlığı ile de ilişkilendirilebilir.

OUAS hastaların medeni hallerine bakıldığında; OUAS hastalarının % 96.7' sinin evli olduğu saptanmıştır (Tablo 4. 4.).

Yapılan çalışmalarda hasta eşlerinin OUAS hastalığının ortaya konulmasında 1. derecede etkili oldukları belirtilip, bu durum OUAS' ın majör semptomları arasında gösterilen "tanıklı apne" semptomu ile ifadelendirilmiştir (99).
Araştırma bulgusunun da literatür verileriyle uyumlu olarak evli olma ile OUAS tanısı alma arasındaki ilişkiyi doğrulaması önemlidir.

OUAS tanısı ile hastaların eğitim düzeyleri, sosyal güvence durumları ve hastaların OUAS ön tanısı ile gönderildikleri klinikler açısından herhangi bir anlamlı ilişki kurulamadığı saptanmıştır (Tablo 4. 4.).

OUAS' ın oluşumunda etkili olan risk faktörleri; obezite, cinsiyet, yaş grubu, ÜSY' deki sorunlar olarak ifade edilirken, OUAS' ın hastaların sosyodemografik düzeylerinden olan meslek, eğitim düzeyi, sosyal güvence durumu ve hastaların OUAS ön tanısı ile gönderildikleri klinikler açısından herhangi bir anlamlı ilişki kurulamadığı saptanmıştır (7, 9, 11, 99, 101).

OUAS' lı hastaların sosyodemografik özellikleri incelendiğinde; hastalığın daha çok obez, ileri yaş ve erkeklerde görüldüğü, hastaların eğitim düzeyleri, sosyal güvence durumları, geldikleri iller ve OUAS ön tanısı ile gönderildikleri klinikler açısından OUAS içi herhangi bir anlam ifade etmedikleri saptanmıştır.

Ancak hastaların OUAS tanıları ile mesleki durumları arasında anlamlı bir ilişki bulunmuştur. Bunun nedeni üniversite ve çevresindeki gerek akademik ve gerekse diğer çalışanların açılan uyku bozuklukları merkezinden haberdar olmaları, kendilerini ve ailelerini bu merkeze yönlendirmiş olmaları ile açıklanabilir.

Obezite, vucuttaki yağ dokusu oranının artması olarak tanımlanmaktadır. Obezitenin sağlık üzerinde oluşturduğu risklerde en önemli belirleyici faktör, yağın vücuttaki dağılımıdır. Erkek tipi obezite genellikle merkezi nitelikte olup karın ve boyun bölgesinde yoğunlaşan yağlanma ile tanımlanır. Çok sayıda çalışma, abdominal bölgede yağlanmanın daha çok komplikasyona yol açtığını göstermektedir. Merkezi obezite üst solunum yolu çevresinde ve abdominal bölgede yağ birikimi ile üst solunum yolu açıklığını ve solunum paternini etkileyerek OSAS' a eğilimi arttırmaktadır.

Konuyla ilgili çalışmalarda kilo artışı ile OUAS derecesi artışının doğrudan ilişkisi olduğu kanıtlanırken, uyku kliniklerinde izlenen OUAS' lı hastaların % 60-90' nının obez ve kilolu oldukları ayrıca OUAS tablosu için en önemli risk faktörlerinden olan obezitenin ÜSY genişliğini azaltıp, kollabe olmasını kolaylaştırdığı bunun yanı sıra orta yaşlı hastaların 2/3' ünün obez ve bunların çoğununda merkezi obezitelere sahip oldukları bildirilmiştir (11,105).

Bu araştırmada ağır düzey OUAS' lıların % 81.8' i obez bulunurken, orta düzey OUAS' lıların % 63.5' i ile hafif düzey OUAS' lıların % 62.8' i kilolu hastalar olarak bulunmuştur (Tablo 4. 5.).

Yapılan bir çalışmada OUAS' lı 67 olgudan hafif OUAS' lıların % 69' unun, orta ve şiddetli OUAS' lıların % 77' sinin obez oldukları bildirilirken, diğer bir çalışmada 199 OUAS' lı olgudan % 76' sının kilolu oldukları saptanmıştır(11).

Araştırma sonuçları, diğer çalışmalar ile uyumlu olarak OUAS tanısı artışının BKI tanısı artışıyla paralel seyrettiğini göstermiştir (Tablo 4. 5.).

OUAS; neden olduğu noktürnal desatürasyonlar, inratorasik basın artışı ve arausallar ile apne sırasında devam eden güçlü solunum çabalarının göğüs kafesinde yarattığı göğüs ağrıları ile beraber bir takım kardiyovasküler sonuçlar doğurmaktadır (99, 106).

OUAS' ta mortalite ve morbiditenin en önemli nedenlerinden biri kardiyovasküler komplikasyonlardır. Başlıca kardiyovasküler komplikasyonlar; hipertansiyon, koroner arter hastalığı, kardiyak aritmiler, konjestif kalp yetmezliğidir. OUAS' lı hastaların %30-50' sinde hipertansiyon görüldüğü bildirilmektedir (99). Bir çalışmada habitüel horlamanın hipertansiyon için anlamlı bir risk faktörü olduğu gösterilmiştir (11).

Tablo 4. 6.' da OUAS tanılı hastalardan ağır düzey OUAS' lıların % 72.3' ü, orta düzey OUAS' lıların % 20.8' i ve hafif düzey OUAS' lıların % 9.3' ünün kardiyovasküler tanı aldıkları gösterilmektedir. Ayrıca Tablo 4. 7.' de de ağır düzey OUAS' lıların % 40.3' ünde, orta düzey OUAS' lıların % 1.6' sında hipertansiyon saptanmıştır.

Lavie ve ark. (102) popülasyon tarama çalışmasında OUAS şüphesi ile uyku kliniğine gönderilen 2677 olgudan 1426' sında OUAS, ve bu olguların % 45.3' ünde hipertansiyon saptanmıştır. OUAS olmayan 1249 olgunun ise % 24.8' inde hipertansiyon saptanmıştır.

Nieto ve ark.(103) yaptıkları çalışmada ise 6132 olguya evde PSG uygulanmış ve OUAS tanısı konan 2943 olgunun % 62.6' sında hipertansiyon saptanmıştır.

Yapılan bir çalışmada KAH (Koroner Arter Hastalığı) anjiografi ile doğrulanan 22 hastaya PSG uygulanmış ve 4' ünde (%18) OUAS saptanmıştır (13). Köktürk ve ark.(11) OUAS' lı 210 hastanın % 35' inde hipertansiyon saptamışlardır.

Peker ve ark.(69) çalışmalarında (30-69 yaş) hipertansiyon veya başka bir kardiyak hastalığı olmayan, 60' ı OUAS' lı 122' si normal sağlıklı toplam 182 orta yaşlı erkek olguyu prospektif olarak 7 yıl izlemişler; OUAS' lı olguların % 36.7' sinde OUAS' lı olmayanların % 6.6' sında 7 yıl içinde kardiyovasküler bir hastalık ortaya çıktığını bildirmişlerdir.

Noda ve ark.(73) yaptıkları bir çalışmada 104 OUAS' lı olgunun % 50' sinde sol ventrikül hipertrofisi, % 20' sinde ise sağ ventrikül hipertrofisi saptanmıştır.

Guilleminault ve ark.(75) 400 olguluk geniş serisinde; % 7 sinüzal bradikardi, % 11 sinüzal arrest ve % 8 2.derece AV. Blok saptanmıştır.

OUAS' ın Amerika Birleşik Ulusal Komitesinin 7. raporunda hipertansiyonun tanımlanabilir bir nedeni olduğu ilk kez kabul edilmiştir. Ayrıca OUAS' ın artmış kardiyovasküler ve serebrovasküler morbidite ile ilişkisi bir çok çalışmada gösterilmiştir (98).

Sonuç olarak bu çalışmada hem Tablo 4. 6.' da ve hemde Tablo 4. 7.' de OUAS' lı hastaların KVH tanısı ile hipertansiyon tanısı alma durumları arasında paralel bir artışın olduğu saptanmıştır.

Tablo 4. 8.' de hastaların OUAS tanısı alma durumları ile kan-lipid değerleri arasındaki ilişki incelenmiş ve OUAS tanılı hastaların; % 61.7' sinde trıgliserit, % 65.6' sında kolesterol düzeyi yüksek bulunmuştur. LDL düzeyi hastaların %61.2' sinde yüksek, HDL düzeyi ise % 55.7' sinde düşük bulunmuştur.

Dokuz Eylül Üniversitesi Tıp Fakültesi uyku bozukluğu polikliniğine başvuran, yaşları 20-66 arasında olan toplam 45 obez hastada, OUAS' lı hastaların kolesterol ve LDL düzeyleri ile ateroskleroz nedenlerinden olan yüksek duyarlıklı C-reaktif protein (yd-CRP) düzeylerinin anlamlı olarak yüksek bulunduğu saptanmıştır(104).

Diğer bir çalışmada ise OUAS' ın "Altın Standart" tedavi yöntemi olan CPAP ile 6 aylık tedavi neticesinde OUAS' lı 127 hastanın HDL düzeylerinde anlamlı olarak yükselişin olduğu ortaya konulmuştur (105).

Bu çalışmada da diğer çalışmalarla uyumlu olarak OUAS' ın kan-lipid düzeylerini anlamlı olarak arttırdığı saptanmıştır (Tablo 4. 8.).

Tablo 4. 9.' da hastaların BKI düzeyleri ile KVH tanısı alma durumları arasındaki ilişki incelendiğinde; obez hastaların % 55.9' u ile kilolu hastaların % 16.8' inin KVH tanısı almış oldukları gösterilmiştir.

Tablo 4. 10.' da da hastaların BKI düzeyleri ile hipertansiyon tanısı alma durumları arasındaki ilişki incelendiğinde; obez hastaların % 29.1' i ile kilolu hastaların % 3.1' inin hipertansiyon tanısı almış oldukları gösterilmiştir.

Obezite, koroner kalp hastalığı, ventriküler disfonksiyon, konjestif kalp yetersizliği, inme ve aritmiler için önemli bir risk faktörüdür (106, 107, 108, 109).

Şişmanlık; doku yükünün ve metabolik ihtiyaçların artmasına bağlı olarak oksijen tüketimini artırır, böylece kardiyak output, sistolik kan hacmi ve toplam kan hacmi artar. Sistemik vasküler dirençteki artış hipertansiyona ve ön-ard yükteki artışlar sol ventrikül dilatasyonu ve hipertrofisine yol açar. Obezite dislipidemisine bağlı olarak ateroskleroz gelişir (110).

Özellikle kilolu ve obez kişiler, normallere göre kardiyovasküler hastalıklar ile tip 2 diyabet gibi sağlık sorunlarına daha fazla yakalanma riski taşırlar. Artmış vücut ağırlığı sıklıkla artmış kan basıncı ile birliktedir. Tüm dünyada özellikle de endüstri toplumların da obezite ve hipertansiyon hızla artmaktadır (111).

Hipertansif hastaların en az 1/3-2/3' ü obezdir. Obezlerde ise hipertansiyon gözlenme olasılığı 3 kez fazladır. Framingham çalışma verileri de hipertansif erkeklerin % 70, kadınların % 60' ın dan fazlasının obez olduğunu bildirmektedir. Aynı çalışma sonuçlarına göre ideal kilonun % 20 üstünde hipertansiyon gözlenme olasılığı 8 kat artmaktadır (112).

Araştırma bulguları dikkate alındığında; BKI' nin artışıyla hastalarda KVH tanısı ile hipertansiyon tanısı alma riskinin paralel artışı, literatür verileriyle de uyumluluk göstermektedir.

Çalışmaya alınan OUAS ön tanılı hastalarda kardiyovasküler tanı ile kan-lipit düzeyleri arasındaki ilişki incelendiğinde (Tablo 4. 11.); KVH tanısı alan hastaların % 96.2' sinde kolesterol düzeyi yüksek, trıglıserit düzeyi % 94.9' unda yüksek, LDL düzeyi % 91.1' inde yüksek, % 75.9' unda ise HDL düzeyi düşük bulunmuştur.

Yapılan çalışmalar kardiyovasküler hastalık tanılarından birinin ya da birkaçının alınması halinde kardiyovasküler risk faktörlerinden olan kan-lipit düzeylerinin çalışılmasının önemli olduğunu ortaya koymuştur (113).

Framingham Kalp çalışmasında 50-79 yaş arası bireylerin 12 yıllık takibinde hem erkek hem kadınlarda HDL seviyeleri ile MI arasında ters ilişki olduğunu ortaya koymuş, HDL nin ateroskleroz ve KKH (Koroner Kalp Hastalığı) riskine karşı koruyucu yada zararlı etkiye sahip olduğunu bildirmiştir (113).

Yapılan çalışmalarda LDL' nin de Ateroskleroz ve KKH ile kuvvetli ilişkisinin olduğu, LDL' nin %10 artmasının KKH riskinde % 20 artışa neden olduğu ve diğer risk faktörlerinin varlığı ile zararlı etkisini daha da artığı (düşük HDL-kolesterol, sigara, hipertansiyon, diyabet gibi) ifade edilmiştir (110).

OUAS, obezite ve kardiyovasküler hastalıklar arasında önemli bir patofizyolojik etkileşim vardır. Birinci olarak, obezite ve OUAS karşılık olarak birbirlerinin gelişimini ve şiddetini arttırabilir. İkinci olarak, obezlerde OUAS' ın sıklıkla görülmesi, obeziteye yüklenen birçok patafizyolojik olayın gelişmesine yardım eder (12).

Araştırma kapsamına alınan hastaların AHI-BKI düzeylerine göre kardiyovasküler hastalık tanısı ile hipertansiyon tanısı alma durumları incelendiğinde; kardiyovasküler hastalık tanısı almış 79 hastadan 51' i ağır düzey OUAS' lı obez iken, 1' i orta düzey OUAS' lı obezdir. HT. tanısı almış 32 hastanın 27' si ağır düzey OUAS' lı obez iken, 3' ü ise ağır düzey OUAS' lı fazla kilolu hastalardır (Tablo 4. 12.).

Çalışmalar AHI ve BKI artışlarının kardiyovasküler hastalıkların prognozunu olumsuz yönde etkilediklerini göstermiştir (41, 111, 112).

Tablo 4. 12.' de gösterildiği gibi OUAS ve BKI düzeylerindeki artışa paralel olarak KVH. ve HT. tanılarında artış gözlenmiştir.

6- SONUÇ VE ÖNERİLER

OUAS son 20-30 yıl içerisinde ülkemiz ve bölgemizde tanımlanılmaya çalışılan önemli bir halk sağlığı sorunudur.

Araştırmada elde ettiğimiz sonuçları şu şekilde sıralayabiliriz;

1- OUAS ön tanısı ile kliniğe başvuran 254 hastada OUAS sıklığı % 72 olarak saptanmıştır.

2- Hastaların % 83.1' erkek, % 16.9' u kadındır. OUAS' ın erkek cinsiyetinde daha çok tespit edildiği ifade edilebilir.

3- OUAS' ın ileri yaş hastalığı olması nedeniyle, çalışmada OUAS 30-60 yaş arasında daha yoğun (% 80.8) bulunmuş, 60 yaş ve üstünde ise hastalığın görülme sıklığının azaldığı saptanmıştır.

4- OUAS' lıların çoğunluğunun (% 98.9) sosyal güvenceye sahip oldukları, hastalığın her meslek grubunda görülebileceği ancak sedanter yaşama sahip (esnaf; % 21.2, ev hanımı; % 18.8, memur; 35.1) gruplarda hastalığın daha fazla görüldüğü ifade edilebilir.

5- OUAS düzeyindeki artışlar ile BKI düzeylerindeki arttışlarda paralellik saptanmıştır.

6- Hastalardaki OUAS düzeylerindeki artışa paralel olarak KVH tanısı ile HT. tanısı alma durumları arasında bir artıştan söz edilebilir.

7- OUAS' lıların kan-lipid değerlerinde artışın gözlendiği saptanmıştır.

Sonuç olarak; OUAS' lı hastalarda obezitenin yaygın olduğu, OUAS ve obezitenin, ileri yaş hastalığı olması ve kardiyovasküler hastalık nedenlerinden olmalarının yanı sıra OUAS' la BKI artışlarının beraber ya da bağımsız olarak kardiyovasküler hastalıkları tetikledikleri ortaya konulmuştur.

OUAS' ın olumsuz etkilerinden korunmak için alınması gerekli önlemler olarak;

1- BKI' nin normal sınırlar içinde tutulması, yani 25' in üzerine çıkılmaması OSAS' tan korunmada önemlidir.

2- Gerek BKI ve gerekse kardiyovasküler komplikasyonlarn kontrol altına alınmasında çok yararlı olan fiziksel aktivite düzeyinin arttırılması gereklidir. Bunun için sedanter bir yaşam yerine daha aktif bir yaşam tarzı benimsenmelidir.

3- Kardiyovasküler hastalıklar için çok önemli parametreler olan kan-lipit değerleri ve hipertansiyon açısından gerekli kontroller yaptırılmalı ve bu değerler normal sınırlar içerisinde tutulmalıdır.

4- Bireylerin beslenme alışkanlıklarının olumlu yönde geliştirilmesi bireylerin OUAS ve obeziteye yakalanma durumlarını azaltırken ayrıca bu durum KVH' ları riskini azaltmada da etkin olacaktır.

7- KAYNAKLAR

1. Barış Yİ, Obstrüktif sleep apne sendromunun tarihçesi. Ankara, Kent matbaacılık 1993; 1-4

2.Calverley PMA. Sleep-related breathing disorders. Thorax 1995;50: 682

3. Köktürk O, Tatlıcıoğlu T, Kemaloğlu Y, Fırat H, Çetin N. Habituel horlaması olan olgularda OSAS prevelansı. Tüberküloz ve Toraks Dergisi 1997; 45: 1: 7-11

4. Kryger MH. Fat, sleep and Charles Dickens: Literary and medical contributions to the understanding of sleep apnea. Clin Chest Med. 1985 ; 6(4):555-562

5. The report of an American Ac ademy of Sleep Medicine Task Force. Sleep-Related Breathing Disorders in Adults: Recommendations for Syndrome Definition and Measurement Techniques in Clinical Research: Sleep 1999; 22: 667-89.

6. Lugaresi E, Plazzi G. Heavy snorer disease: from snoring to the OSAS-An overview. Respiration 1997; 64 (suppl 1): 11-14

7. Köktürk O. Uykuda solunum bozuklukları; tarihçe, tanımlar, hastalıkspektrumu ve boyutu. Tüberküloz ve Toraks 1998; 46 (2): 187-192

8. Schwab RJ, Goldberg AN, Pack AL. Sleep apnea syndromes. In: Fishman AP (ed). Fishman's Pulmonary Diseases and Disorders. New York: McGraw-Hill Book Company 1998; 1617-1637

9. - Köktürk O. Obstrüktif uyku apne sendromu, klinik özellikler. Tüberküloz ve Toraks Dergisi 1999; 47(1): 117-26.

10. Fogel RB, Malhotra A, White DP. Pathophysiology of obstructive sleep apnoea/hypopnoea syndrome. Thorax. 2004 Feb;59(2):159-63.

11- Ursavaş A, Göktaş K , Sütçigil L, Özgen F; OSAS Olan Hastalarda Obezite ve Kardiyovasküler Hastalıların Değerlendirilmesi, Toraks Dergisi , 2004;5(2):79-83

12- Wolk R. and Somers V.K.: Obesity-related cardiovascular diseas: implications of OSAS: Department of Medicine, Division of Cardiovascular Diseas, Mayo Clinic, Rochester, MN, USA.

13- Köktürk O. Obstrüktif uyku apne sendromu sonuçları. Tüberküloz ve Toraks Dergisi 2000; 48(3): 273-89.

14- Trup RJ. The heart of sleep: sleep-disordered breathing and heart failure. J Cardiovascular Nurs. 2004;19: 67-74.

15- Weitzenblum E, Chaouat A. Sleep and chronic obstructive pulmonary disease. Sleep med rev. 2004; 8: 281-94

16- Coleman J. Complications of snoring, upper airway resistance syndrome, and osas in adults.Otolaryngol Clin North Am. 1999; 32: 223-34.

17- Lenfant C. Sleep and breathing (Introduction). Lung Biology in Health and Diseases 1994; 71: III-IV

18- Fairbanks NF. Snoring: An overview with historical perspectives. Snoring and Obstructive Sleep Apnea, Second Edition. Eds: Fairbanks NF ve Fujita S. Raven Pres, Ltd, New York 1994; 1-16

19- Dickson RI, Blokmanis A. Treatment of obstroctive sleep apnea by uvulopalatopharyngoglossoplasty. Laryngscope 1987; page(s)

20- Kooplann, CF, Moran WB. Sleep apnea - an historical perspective. Otolaryngo. Clin. North. Amer 1990; 23: 571-575

21- Tilkian AG. Hemodynamics in sleep induced apnea: Studies During_Wakefulness and Sleep. Ann Intern Med. 1976; 85: 714

22- Fujita S, Woodson T, Clark JL, Witting R. Laser midline glosectomy as a treatment for obstructive sleep apnea. Laryngoscope 1991; 101: 80

23- Fujita S. Pharyngeal surgery for obstructive sleep apnea. Laryngoscope 1991; 101: 80-84

24- Katsantonis GP. Limitations, pitfalla, and risk management in uvulupalatopharyngoplasty. Snoring and Sleep Apnea, second edition. Eds: Fairbanks NF ve Fujita S. Raven Pres, Ltd, New York 1994; 147-162

25- Elez F. Yumuşak Damak ve Uvulaya Yönelik CERRAHİ yöntemler; Radyofrekans, Obstrüktif uyku apnesi sendromu ve horlama kitabı, Nobel tıp kitapevi 2004; 143-148

26- Aydın H. Yetkin S, polisomnografi GATA Psikiyatri AD. Uyku Araştırma Merkezi: Uyku Teknisyeni Eğitimi, 2004

27- Carlson JT, Hedner JA, Ejnell H, et al. High prevelance of hypertension in sleep apnea patients independent of obesity. Am J Respir Crit Care Med 1994; 150: 72-7.

28- Davies R, Stradling J. The epidemiology of sleep apnea. Thorax 1996;51(Suppl 2) : 565-570

29- Victor H, Mateika Susan. Cardiac arhythmias, snoring, and sleep apnea. Chest 1994; 106: 466-471

30- Matthew E, Eileen MN, Richard M, Sleep apnea and panic attacks. Comprehensive Psyciatry 1991; 32: 130-132

31- Franklin Karl A, Nilsson Johan B, Carin S. Nslund Ulf. Sleep apnea and nocturnal angina. Lancet 1995; 345: 1085-1087

32- Strohl K, Redline S. Recognition of obstructive sleep apnea. Am J. Respir Crit Care Med, 1996; 154: 279-289

33- Fırat H. Uyku Apne Sendromu; Tanım, fizyopatoloji,Klinik TanıYöntemleri, Sonuçları: www.toraks.org.tr

34- Wiegand L, Zwillich C. W. Obstructive sleep apnea. Disease amonth. 1994; 40: 199-252

35- Smith P, Gold A, Meyers D, Haponik E, Bleecker E. Weight loss in mildly to moderately obese patients with obstructive sleep apnea. Annals of Internal Medicine 1985; 103(6pt 1): 850-855

36- Koskenovua M, Partinen M, Sarna S, Kaprio J, Langinvainio H, Heikkila K. Snoringg as a risk factor for hypertension and angina pectoris. Lancet 1985; 23: 893-896

37- Palomaki H, Partinen M, Juvela S, Kaste M. Snoring as a risk faktör for sleep related brain infarction. Stroke 1989; 20: page(s).

38- Partinen M, Palomaki H. Snoring and cerebral infarction. Lancet 1985; December 14: 1325-1326

39- Köktürk O. Obstrüktif uyku apne sendromu epidemiyolojisi. Tüberküloz ve Toraks 1998; 46 (2): 193-201

40- Köktürk O. Uyku apne sendromu, tanı yöntemleri. Toraks Derneği 2. yıllık kongresi; Uyku apne sendromu kursu kongre kitabı Antalya, 1998

41- Doğan E.G. OSAS' lı hastalarda hipotroidi sıklığı İSTANBUL-2005(Uzmanlık Tezi).

42- Güven SF, Çiftçi TU, Çiftçi B, Şipit T. Obstrüktif Uyku Apne Sendromunda Risk Faktörleri. Toraks Derneği 5. Yıllık Kongresi Özel Kitabı 2002.

43- Çiftçi B. Uyku Bozuklukları ve Obstrüktif Uyku Apne Sendromu: ULTED Kongresi yayın kitabından, 2005

44- Aydın H, Özgen F. Uyku, Yapısı ve işlevi. Türkiye Klinikleri Psikyatri, Uyku ve Bozuklukları Özel Sayısı:2(2): 79-85, 2001

45- Aydın H, Sütcügül L. Uykuda Bilişsel İşlevleri. Türkiye Klinikleri Psikyatri, Uyku ve Bozuklukları Özel Sayısı:2(2): 75-78, 2001

46- Chokroverty S. Sleep Disorders Medicine, second edition, Butter worthheinemann, 1999.

47- David H, Theresa H. Fluctuation in timing of upper airway and chest inspiratory muscle activity in obstructive sleep apnea. J. Appl. Physiol. 1990; 69(2): 443-450

48- Skinner J, Molnar M, Harper R. Higher cerebral regulation of cardiovasculer abd respiratory functions. Principles and Practice of Sleep Medicine, Roth, Dement. 1994; Chapter 18: 231-249

49- Wiegand DA, Latz B, Zwillich CW, Wiegand L. Geniohyoid muscle activity in normal men during wakefulness and sleep. J. Appl. Physiol. 1990; 69 (4): 1262-1269.

50- Wiegand L, Zwillich C. Obstructive sleep apnea. Disease –a- Month, 1994; Volume XL, 4: 199-252.

51- Özgen F. İmipraminin uyku üzerine etkilerinin depresif hastalarda incelenmesi. Uzmanlık tezi Ankara, 1991.

52- Potolicchio SJ. Disorders of excessive sleepiness. Snoring and Obstructive Sleep Apnea. Second edition, edited by D. N. F. Fairbanks and Fujita. Raven Pres. Ltd. 1994; 45-55.

53- Krieger J. Obstructive sleep apnea: Clinical manifestations and pathophysiology. Handbook of sleep disorders, edited by TorphyMJ. Marcel Decker inc. 1990; 259-285.

54- Saper CB, Chou TC, Scammel TE. The sleep switch: Hypotalamic control of sleep and wakefulness. Trends in neurosciences 24(12) 726- 731, 2001.

55- Williams RL, Karacan I, Hursch CJ. Electroencephalography (EEG) of Human Sleep, Clinical Aplication. John Willey & Sons Inc. New York, 1974.

56- Mathur R. Clin Sci 1995; Mortimore IL, Douglas NJ. Eur Respir J 1996.

57- Fogel RB, White DP. Adv Intern Med 2000.

58- Hudgel DW. and Harasick T. J Appl Physiol 1990;69: 443- 450

59- Ingbir M, Freimark D, Motro M, Adler Y. The incidence, pathophysiology, treatment and prognosis of Cheyne-Stokes breathing disorder in patients with congestive heart failure Herz 2002; 27(2): 107-12

60- Bradley TD, Floras JS. Sleep apnea and heart failure. Circulation 2003; 107: 1822-6.

61- Javaheri S. Treatment of central sleep apnea in heart failure. Sleep 2000; 23 (Suppl 4): S 224-7.

62- White DP. Central sleep apnea. In: Kryger MH eds. Sleep Medicine. Third edition. WB. Saunders Company 2000; 827-40.

63- Bülent Ç. OSAS Epidemiyolojisi, ULTED 2.Ulusal Uyku Teknisyeni Uygulamalı Eğitim Kursu Yayın Kitabından, 2006.

64- Young T, Patla M, Dempsey J, Weber S, Badr S. Occurance of sleep disordered breathing among middle aged adults. N Eng J Med 1993; 328: page(s).

65- Ip MS, Lam B, Lauder IJ, Tsang KW, Chung KF, Mok YW, Lam WK. A community study of sleep-disordered breathing in middle aged Chinese men in Hong-Kong. Chest 2001; 119(1): 62-69.

66- Stradling JR. Obstructive sleep apnea. Definitions, epidemiology and natural history. Thorax 1995; 50: 683-689.

67- Linberg E, Janson C, Gislason T. Snoring and hypertension: a 10 year follow up. Eur Respir J 1998; 11: 884-889.

68- Nieto FJ, Young TB, Lind BK. Association of slep-disordered breating, sleep apnea, and hypertension in large community based study. JAMA 2000; 283: 1829-1836.

69- Peker Y, Hedner J, Norum J. Increased Incidens of Cardiovascular Disease in Middle-aged Men with Obstructive Sleep apnea: A 7-year Follow-up. Am J Respir Crit Care Med 2002; 166(2): 159-65.

70- Mooe T, Rabben T, Wiklund U. Sleep-disordered breathing in men with coronary artery disease. Chest 1996; 109: 659-63.

71- Hedner J, Ejnell H, Caidahl K. Left ventricular hypertrophy independent of hypertension in patient with obstrüktive sleep apnea. J Hypertension 1990; 8:941-946.

72- Andreas S, Schul R, Werger G. Prevelance of obstrüktif sleep apnea in patients with coronary artery disease. Cor Art Dis 1996; 7: 541-5

73- Noda A, Okada T, Yasuma F. Cardiac hypertropy in obstrüktif sleep apnea syndrome. Chest 1995; 107: 1538-44

74- Quan SF, Howard BV, İber C. The Sleep Heart Healty Study: Design,rationale, and methods. Sleep 1997; 20: 1077-85.

75- Guilleminault C, Connoly SJ, Winkle RA. Cardiac arrhythmia and conduction disturbances during sleep in 400 patiennts with sleep apnea syndrome. Am J cardiol. 1983; 52: 490-4.

76- Köktürk O, Tatlıcıoğlu T, Fırat N, Çetin N. "Overlap Sendromu" Kronik Obstrüktif Akciğer Hastalarında Obstrüktif Sleep Apne Sendromu. Tüberküloz ve Toraks 1996; 44 (4): 187-92

77- Şehri K. Uykuda Solunum Bozuklularının Tedavisinde Oral Yaklaşımlar; Obstrüktif uyku apnesi sendromu ve horlama kitabı, Nobel tıp kitapevi 2004; 105-116

78- Elez F. Uykuda Solunum Bozuklularının Tanımı ve Teşhisi; Obstrüktif uyku apnesi sendromu ve horlama kitabı, Nobel tıp kitapevi 2004; 117-126

79- Köktürk O, Fırat H. Bronchial hyperreactivity in patients with obstrüktive sleep apnea syndrome. Diagnosis and treatment of sleep breathing disorders. Alpes Congres, Grenoble, Fransa 1998; 67 (P-69).

80- Kaynak D. Uykuda Solunum Bozuklularının Tanımı ve Teşhisi; Obstrüktif Uyku Apnesi Sendromu ve Horlama kitabından (Nobel Tıp Kitabevleri).

81- Mc Donald M.D, Scharf M.B, Fletcher M.S. A comparision of the Edentech 2700 Multichanel recorder with PSG in patients with OSAS. Sleep Res.;19: 372,1990

82- Johns MW. Daytime sleepiness, snoring, and osas: The Epworth Sleepines Scale. Chest 1993,103: 30-36

83- Esen M, Çelikoyar M. Uykuda Solunum Bozukluklarının Tanımı ve Teşhisi; Obstrüktif Uyku Apnesi Sendromu ve Horlama kitabından (Nobel Tıp Kitabevleri).

84- Walker RP, Grigg-Damberger MM, Gopalsami C. Laser-assited uvulopalatopharyngoplasty for snoring and OSAS: results of 170 patients. Laryngoscope 1995; 105: 938-43.

85- Fujita S, Coway W, Zorick F, Roth T. Surgical correction of anatomic abnormalities in obstructive sleep apnea syndrome: uvulopalatopharyngoplasty. Otolaryngol Head Neck Surg 1981; 89: 924-34.

86- Dickson R, Blokmanis A. Treatment of obstructive sleep apnea by uvulopalatopharyngoplasty. Laryngoscope 1987; 97: 1054-8.

87- Fairbanks DNF. Uvulopalatopharyngoplasty complications and avoidance strategies. Otolaryngol Head Neck Surg 1990;102: 239-45.

88- Woodson BT, Toohill RJ. Transpalatal advancement pharyngoplasty for obstructive sleep apnea. Laryngoscope 1993; 103: 269-76.

89- Veasey SC. Pharmacotherapeutic trials for sleep-disordered breathing. In: Pack IA ed. Sleep apnea. Pathogenesis, diagnosis and treatment. Philadelphia, Marcel Dekker, 2002: 607-22.

90- Köktürk O, Ulukavak Çiftçi T. Obstrüktif uyku apne sendromu. Genel önlemler ve medikal tedavi. Tüberküloz ve Toraks Dergisi 2002;50(1): 119-24.

91- Gordon P, Sanders MH. Positive airway pressure therapy for obstructive sleep apnoea/hypopnoea syndrome. Thorax. 2005 Jan;60(1): 68-75.

92- Öztürk L, Kaynak H. Uykuda Solunum Bozuklularının Nazal CPAP Tedavisi; Obstrüktif uyku apnesi sendromu ve horlama kitabı, Nobel tıp kitapevi 2004; 97-104

93- Köktürk O, Ulukavak Çiftçi T. Obstrüktif uyku apne sendromu. Ağız içi araç tedavisi Tüberküloz ve Toraks Dergisi 2002;50(2): 307-16.

94- Katzmarzyk PT, Craig CL, Bouchard C. Original article underweight, overweight and obesity: relationships with mortality in the 13-year follow-up of the Canada Fitness Survey. J Clin Epidemiol 2001; 54: 916-20.

95- Nationallnstitutes of Health Consensus Development Conferenee Statement : Triglyeeride, High Density Lipoprotein and Coronary Heart Disease. Washington D.C. Feb 26-28,1992

96- Shih WJ, Baehorik PS, Haga JA, Myers GL, Stein EA; Clinical Chemistry, 2000; 46:3:351-364.

97- Third Report of the National Cholesterol Education Programme (NCEP) Expert Panel on Deteetion, Evaluation and treatment of High Blood Cholesterol in Adults (Adult Treatment Panellll). JAMA Publication, Vol 285, No. 19, P2486 - 2497; 2001.

98- Dursunoğlu N, Dursunoğlu D. OSAS, endotel disfonksiyonu ve koroner ateroskleroz. Tüberküloz ve toraks dergisi 2005; 53(3): 299-306.

99- Köktürk O. Uykuda Solunum Bozuklukları, Türk Toraks Derneği okulu 6. Kış okulu özel yayın kitabı 2007; 85-100.

100- Onat A, Keleş İ, Çetinkaya A, Başar Ö, Yıldırım Y, ve ark. On Yıllık TEKHARF Çalışması Verilerine Göre Türk Erişkinlerinde Koroner Kökenli Ölüm ve Olayların Prevalansı Türk Kardiyol Dern. Arş. 2001Cilt / Volume: 29, Sayı/Number: 1 Ocak / January.

101- Çuhadaroğlu Ç. Tıkayıcı uyku apne sendromu (UAS), Türk Toraks Derneği okulu 6. Kış okulu özel yayın kitabı 2007; 114-120.

102- Lavie P, Herer P, Hoffstein V. Obstrüctive sleep apnea syndrome as a risk factor for hypertension: population study. BMJ 2000; 320: 479-82.

103- Silverberg DS, Oksenberg A. Essential hypertension and abnormal upper airway resistance during sleep. Sleep 1997; 20: 794-806.

104- Ömür M. OSAS' ın Kardiyoasküler etkileri ve hipertansiyonla ilişkisi, Obstrüktif uyku apnesi sendromu ve horlama kitabı, Nobel tıp kitapevi; 61-66.

105- Volkan YD. OSAS ve obezite. Obstrüktif uyku apnesi sendromu ve horlama kitabı, Nobel tıp kitapevi 2004; 231-238.

106- Erlerde obezite prevelansının ve etkileyen faktörlerin saptanması. Gülhane Tıp Dergisi 46 (3) : 219-225 (2004)

107- OSAS' lı hastalarda C-Reaktif protein düzeyleri. Turkish Journal of Endocrinology and Metabolism 2003, Volume 7, Number 1, Page(s).

108- Deveci S.E, Güler H, Gülbayrak C, Oğuzöncül A.F, Açık Y. Elazığ Emniyet Müdürlüğü kurum hekimliği polikliniğine başvuran polislerde obezite sıklığı. F.Ü. Sağlık Bil. Dergisi 2004, 18(4), 223-228.

109- Akman M, Budak Ş, Kendir M. Genel dahiliye polikliniğine başvuran hastalarda obezite sıklığı ve ilişkili sağlık problemleri Marmara Medical Journal 2004;17(3);113-120.

110- Kaya A. Obezite ve Hipertansiyon. Turkish Journal of Endocrinology and Metabolism, (2003) (Suppl. 2) : 13-21.

111- Özdemir H, Arta H, Serhatlıoğlu S, Oğur E. Obezitenin karotid arterlerin lümen çapı, akım hızı ve intima-media kalınlığı üzerine etkileri. Diagn Interv Radiol 2006; 12: 142-146.

112- Şahin M. Ondokuz Mayıs Üniversitesi Tıp Fakültesi Kardiyoloji Anabilim Dalı Koroner Kalp Hastalığı Risk Faktörü Olarak Düşük HDL-kolesterol. www.tkd.org.tr Türk Kardiyoloji Derneği Lipid Çalışma Grubu.

113- Özdemir H, Arta H, Serhatlıoğlu S, Oğur E. Obezitenin karotid arterlerin lümen çapı, akım hızı ve intima-media kalınlığı üzerine etkileri. Diagn ınterv Radiol 2006; 12: 142-146

8- EK 1 ANKET FORMU

Ek 1

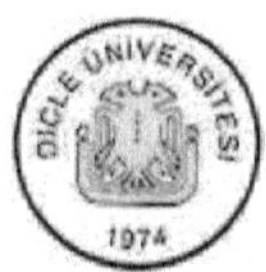

D. Ü. T. F.
GÖĞÜS HASTALIKLARI ANABİLİMDALI
UYKU BOZUKLUKLARI MERKEZİ
ANKET FORMU

Ad-Soyad	
Tarih	
Protokol No	
Boy (cm)	
Kilo (kg)	

Horlama ve uykuda solunum durması erişkinlerde çok sık rastlanan bir durumdur. Buradaki problem, insanın gece uyurken, solunum yolunun tıkanarak nefes alamaması ve boğulmasıdır. Her boğulma nöbeti on saniye ile bir kaç dakika arasında sürer ve genellikle hastanın kendisi tarafında fark edilmez, ancak yanında uyuyan yakınları tarafından gözlemlenebilir. Bu duruma tıp dilinde "uyku apne sendromu" (uykuda nefes duraklaması) denir.

Uyku apnesi ciddi sağlık problemlerine yol açan bir hastalıktır. Bunlardan bazıları; unutkanlık, günboyu uykusuzluk, yüksek tansiyon, kalp yetmezliği, kalp krizi, inme-felç, cinsel arzularda azalma-iktidarsızlık, ani yatak ölümleri vs.dir.

Sizi, uyku apne sendromu yönünden tetkik etmek için Dicle Üniversitesi Tıp Fakültesi Göğüs Hastalıkları Anabilim Dalı Uyku Bozuklukları Merkezine davet ediyoruz.

Sizi misafir edeceğimiz bir gece boyunca vücudunuza elektrotlar bağlayarak, EKG (kalp şeridi), beyin dalgaları, solunumunuz, sinir ve kas sisteminiz, kandaki oksijen seviyeniz, uykunuz sırasında boğulma nöbeti geçirip-geçirmediğiniz vb. gibi pek çok vücudunuza ait veri incelenerek, sağlık durumunuz hakkında bilgi sahibi olunacak ve bu hastalığın sizde olup-olmadığını öğreneceğiz.

Sizin aşağıdaki anketi doldurmanızı rica ediyoruz. Verdiğiniz bilgiler sizin şikayetlerinizin hangilerinin bu hastalıkla ilgili olabileceği konusunda bize yardımcı olacaktır.

Bu anketi cevapladıktan sonra, bir daha ki gelişinizde yanınızda getirebilirsiniz. Verdiğiniz cevaplar hastane gizlilik sınırları çerçevesinde gizli tutulacaktır.

Doç. Dr. Gökhan KIRBAŞ

UYGUN YERİ İŞARETLEYİNİZ

I. KALITIM	Ev	Ha	Bilmiyor
1) Anne/babanız veya kardeşleriniz horlarmı (idi)?	☐	☐	☐
2) Anne/babanız veya kardeşlerinizde uyku apnesi (uykuda nefes duraklaması) var mı (idi)?	☐	☐	☐

II. SOSYAL DURUM					
1) Medeni halin	**Evli ☐**	**Bekar ☐**	**Ayrı ☐**		
2) Sigara içiyor musunuz?	**Hiç içmedim ☐**	**Evet ☐ Evetse kaç yıldır içiyorsunuz?.............................. Evetse günde ne kadar içiyorsunuz? ....**	**Hayır, bıraktım ☐ Bıraktınızsa kaç ay önce bıraktınız?............**		
3) Alkol alıyor musunuz?	**Asla ☐**	**Her hafta ☐**	**Her ay ☐**	**Her gün ☐**	**....................aydır içmiyorum**
	a) Bira/Şarap gibi hafif içki içiyorsanız, içtiyseniz kaç şişe/kadeh?...................				
	b) Rakı/viski gibi sert içki içiyorsanız, içtiyseniz kaç şişe/kadeh?.......................				

III. ANAMNEZ	*Evet*	**Hayır**
1) Bademcikleriniz alındı mı?	☐	☐
2) Burnunuzdan ameliyat oldunuz mu? Evetse ne ameliyatı..	☐	☐
3) Horlama ameliyatı oldunuz mu? Evetse, ne ameliyatı?...	☐	☐
4) Allerjik bir rahatsızlığınız var mı? Varsa nedir?	☐	☐
5) Burun tıkanıklığınız var mı?	☐	☐
6) Solunum yolu ile (akciğerlerle) ilgili bir şikayetiniz var mı?	☐	☐
7) Astma ya da KOAH ınız (Kronik obstruktif akciğer hast.) var mı?	☐	☐
8) Yüksek tansiyonunuz (hipertansiyon) var mı?	☐	☐
9) Gögüs ağrınız (anjina) var mı?	☐	☐
10) Kalp yetmezliğiniz var mı?	☐	☐
11) Kalp ritim bozukluğunuz (aritmi) var mı?	☐	☐
12) Kalp krizi (enfarktüs) geçirdiniz mi?	☐	☐
13) Kalp damarlarınıza stent kondu mu ya da bypass oldunuz mu?	☐	☐

14) Başka kalp hastalığınız var mı? Evetse, hangi kalp hastalığı? (Mesela kapak, kas vs).	☐	☐
15) Yüksek kolesterolünüz var mı?	☐	☐
16) Şeker hastalığınız (diabet) var mı?	☐	☐
17) Tiroid bozukluğunuz (guatır gibi) var mı?	☐	☐
18) (Bayanlar için) menopoza girdiniz mi? Ne zaman? ....ay/.......................yıl	☐	☐
19) Hormon hastalığınız var mı? Varsa, nedir?..	☐	☐
20) Nörolojik (sinir sistemi) hastalığınız var mı? Varsa, nedir?	☐	☐
21) Kas-iskelet sistemi hastalığınız var mı? Varsa, nedir?	☐	☐
22) Arkadaşlarınız/aileniz, kişiliğinizin değiştiğini söylüyorlar mı? Eskiye göre daha sakin misiniz yoksa sinirli mi? Sakin ☐ Sinirli ☐	☐	☐
23) Psikolojik bir rahatsızlığınız var mı? Varsa, nedir?...	☐	☐
24) İnme (felç) geçirdiniz mi? Evetse ne zaman?	☐	☐
25) Bunların dışında bir başka rahatsızlığınız var mı?	☐	☐
26) Sürekli kullandığınız ilaçlar var mı? Varsa, hangi ilaçları kullanıyorsunuz?	☐	☐
27) Gece idrara çıkar mısınız? Çıkıyorsanız haftada kaç gece, kaç kere? Haftada ....kez/....................................gece	☐	☐
28) (Erkekler için) prostat hastalığınız var mı?	☐	☐
29) Hiç trafik kazası yaptınız mı? Evetse, ne zaman kaza yaptınız .... büyük kaza mı, küçük kaza mı idi? Büyük Kaza ☐ Küçük Kaza ☐	☐	☐
30) Devamlı olarak kilo alıyor musunuz? Evetse, ne kadar zamanda kaç kilo aldınız? ....aydır, ...kilogram	☐	☐
31) Tüm gece boyunca uyuduktan sonra bile, uyanık kalmak için ne kadar çaba göstersenizde, yinede uyuyakalıyor musunuz?	☐	☐

32) Kızgınlık, korku veya sürpriz gibi güçlü duygular yaşadığınız zaman, topallar mısınız?	□	□
33) Tüm gece uyuduktan sonra araba kullanırken bile uyukluyor musunuz?	□	□
34) Fiziksel egzersiz sırasında (çalışırken) uyuyakalıyor musunuz?	□	□
35) Uyuklama sebebiyle işte/okulda sıkıntı ve sorun yaşıyor musunuz?	□	□

IV. UYKU ALIŞKANLIKLARI

1) Saat kaçta uyursunuz?	Saat					
2) Uykuya ne kadar sürede dalarsınız?	....					
3) Sabah saat kaçta kalkarsınız?	Saat............................					
Ne kadar SIKLIKLA	**Bilmiyorum**	**Asla**	**Nadiren**	**Bazen**	**Sık**	**Çok sık**
4) Horlar mısınız?	□	□	□	□	□	□
5) Aileniz horlamanızdan şikayetçi mi?	□	□	□	□	□	□
6) Aniden nefes alamayıp uyandığınız olur mu?	□	□	□	□	□	□
7) Uykuda iken nefesinizin durduğunu söylüyorlar mı?	□	□	□	□	□	□
8) Geceleri kalbinizin düzensiz attığını veya çarptığını hisseder msiniz?	□	□	□	□	□	□
9) Yattığınızda uykuya dalmakta zorluk çeker misiniz?	□	□	□	□	□	□
10) Uyurken, uyanıp tekrar uykuya dalmakta güçlük çeker misiniz?	□	□	□	□	□	□
11) Geceleri, uyurken terliyor musunuz?	□	□	□	□	□	□
12) Sabahları baş ağrısı ile uyandığınız olur mu?	□	□	□	□	□	□
13) Uyku ilacı alıyor musunuz? Alıyorsanız adı nedir?	□	□	□	□	□	□
14) Gece bacaklarınızda ağrı veya karıncalaşma olur mu ve kalkıp hareket ettiğinizde düzelir mi?	□	□	□	□	□	□
15) Uyandığınızda dinlenememiş, yorgunmu kalkar sınız?	□	□	□	□	□	□

16) Kendinizi gündüz uykulu hisseder misiniz?	☐	☐	☐	☐	☐	☐
17) Kendinizi gündüz yorgun hisseder misiniz ?	☐	☐	☐	☐	☐	☐
18) Konsantre olmakta (kafanızı toplamakta, bir işe yoğunlaşmakta) güçlük çeker misiniz?	☐	☐	☐	☐	☐	☐
19) Cinsel arzu/gücünüzde azalma var mı?	☐	☐	☐	☐	☐	☐
20) Kendinizi depresyonda hissediyor musunuz?	☐	☐	☐	☐	☐	☐
21) Araba kullanırken uykuya daldığınız olur mu?	☐	☐	☐	☐	☐	☐
22) Geceleri midenizde yanma-ekşime olur mu?	☐	☐	☐	☐	☐	☐
23) Geceleri mide içeriği (mide suyu) ağzınıza gelir mi (reflü)?	☐	☐	☐	☐	☐	☐
25) Unutkan mısınız? (isimleri, telefon numaralarını unuturmusunuz?)	☐	☐	☐	☐	☐	☐
26) Kafanız hep karışık mı, günlük sorunları çözmekte zorlanıyor musunuz?	☐	☐	☐	☐	☐	☐
36) Herhangi bir işi yapmak ve bitirmek için kendinizi bütün gün sürekli ve kesintisiz çalışmak zorunda hisseder misiniz?	☐	☐	☐	☐	☐	☐
37) Uyuyakaldığınızda veya uyumaya başladıktan hemen sonra, rüya gibi canlı sahneler yaşar mısınız?	☐	☐	☐	☐	☐	☐
38) Gece uykunuzu bölerek yemek yer misiniz? Yerseniz ne tür yemekler yersiniz....................................	☐	☐	☐	☐	☐	☐

GÜNDÜZ AŞIRI UYKULULUK HALİ

Aşırı yorgun olduğunuz zamanlar dışında, günlük hayatınızda, aşağıdaki tabloda sıralanan durumlarda **uyuklama ihtimaliniz** nedir? Her soru için size uyan durumda kutunun içine **çarpı (X) işareti** koyunuz.
0 = Asla (Kesinlikle yok)
1 = Bazen (Düşük olasılık)
2 = Sık sık (Orta olasılık)
3 = Daima (Yüksek olasılık)

DURUM	UYUKLAMA RİSKİ			
	ASLA 0	BAZEN 1	SIK SIK 2	DAİMA 3
Oturup gazete/kitap okurken (el işi, örgü veya benzerlerini yaparken)				
Akşam erken saatlerde televizyon izlerken				
Kalabalık bir mekanda otururken (bekleme salonu, sinema, tiyatro gibi)				
Ara vermeden bir saatten uzun süren araba/minibüs yolculuğu sırasında				
Öğle yemeğinden sonra *uzanıp*, dinlenirken				
Oturup sohbet ederken (ev gezmesi, eş-dost ziyareti gibi)				
Alkol alınmamış bir öğle yemeğinden sonra sessiz bir ortamda *otururken*				
Araba kullanırken (şoförler için!) araç birkaç dakikalığına durduğunda				

HASTANIN ADI- SOYADI:
ADRESİ:
TELEFONU: EV:
İŞ:
CEP:
TARİH: **İMZASI:**

KULLANDIĞI CİHAZ: CPAP ☐ BIPAP ☐
Cihazı kullanmaya başladığı tarih:
Markası – Tipi:
Pressure: .... IPAP:............... EPAP:........................
IPAP round:........ EPAP Round:.............
Delay Time:
Delay Pressure:
Humidifier Attached:
Compl Hours:
Unit Hours:
Firmware:
Serial:

9- ÖZGEÇMİŞİM

Adı : Mehmet Emin

Soyadı : KURT

Doğum tarihi : 21.07.1981

Doğum yeri : Merkez/Diyarbakır

Medeni hali : Evli

Eğitimi :

2000-2004: Dicle Üniversitesi
D.Bakır Atatürk Sağlık Yüksekokulu
Sağlık Memurluğu Bölümü

2005-2007: Dicle Üniversitesi
Tıp Fakültesi Halk sağlığı A.B.D.
Tezli Yüksek Lisans

2013-.... : Dicle Üniversitesi
Tıp fakültesi Halk Sağlığı A.B.D.
Doktora Programı (Halen Devam Ediyor)

Çalıştığı Kurumlar:

2004-2007 tarihleri arasında Dicle Üniversitesi Uyku Bozuklukları Merkezi' inde Uyku Teknisyenliği görevini yürüttüm. Temmuz 2007- Ekim 2008 tarihleri arasında Diyarbakır Göğüs Hastalıkları Hastanesinde, Ekim 2008-Ocak 2012 tarihleri arasında Diyarbakır Devlet Hastanesinde sağlık memurluğu görevini yürüttüm, Ocak 2012 tarihinden bu yana ise Dicle Üniversitesi İ.İ.B.F. Sağlık Yönetimi Bölümünde Öğretim Görevlisi olarak devam etmekteyim.

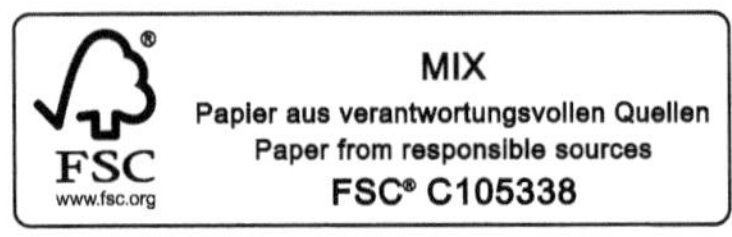

Printed by Books on Demand GmbH, Norderstedt / Germany